中医师承学堂
一所没有围墙的大学

# 思路与方法

## ——辽宁中医药大学名师带教实录

主审　徐　书

主编　吕　静

全国百佳图书出版单位
中国中医药出版社
·北　京·

**图书在版编目（CIP）数据**

思路与方法：辽宁中医药大学名师带教实录/徐书主审；
吕静主编 . —北京：中国中医药出版社，2023.4
ISBN 978-7-5132-8034-1

Ⅰ . ①思… Ⅱ . ①徐… ②吕… Ⅲ . ①中医临床—经
验—中国—现代②医案—汇编—中国—现代 Ⅳ .
① R249.7

中国国家版本馆 CIP 数据核字（2023）第 034431 号

---

**中国中医药出版社出版**

北京经济技术开发区科创十三街 31 号院二区 8 号楼
邮政编码　100176
传真　010-64405721
河北品睿印刷有限公司印刷
各地新华书店经销

开本 710×1000　1/16　印张 10.5　字数 113 千字
2023 年 4 月第 1 版　2023 年 4 月第 1 次印刷
书号　ISBN 978 - 7 - 5132 - 8034 - 1

定价　48.00 元
网址　www.cptcm.com

**服 务 热 线　010-64405510**
**购 书 热 线　010-89535836**
**维 权 打 假　010-64405753**

**微信服务号　zgzyycbs**
**微商城网址　https://kdt.im/LIdUGr**
**官 方 微 博　http://e.weibo.com/cptcm**
**天猫旗舰店网址　https://zgzyycbs.tmall.com**

如有印装质量问题请与本社出版部联系（010-64405510）

# 徐书简介

　　徐书，男，主任医师、教授。北京中医药大学特聘临床专家，辽宁中医药大学特聘教授，北京中医药大学徐书传承工作室导师，北京中医药大学第三附属医院名师工作室导师，辽宁中医药大学附属医院岐黄撷英工程特聘专家，联勤保障部队第904医院特聘临床专家。世界中医药学会联合会肿瘤外治法专业委员会副会长，世界中医药学会联合会古代经典名方临床研究专业委员会副会长，中华中医药学会学术传承导师。

　　徐书毕业于北京中医学院（现北京中医药大学），业医30余载，已出版专著《杏林碎金录》《徐书屡用屡效方》《徐书专病特效方》《徐书用药如用兵》《伤寒启新录》等，发表论文20余篇。徐书教授临床30余年，力求经典，讲究实效，并在临床中总结出以脉诊为中心，以经方为龙头，经验时方作为龙尾，专病专药画龙点睛的学术思想，尤擅以经方治疗各类疑难病症。

# 内容简介

　　本书为徐书教授在辽宁中医药大学附属医院诊疗带教的 28 个典型病例分享，涵盖内、外、妇科等多科系以及肺系、脾胃、肿瘤、脑病、皮肤及杂病等多病种。每个病例分别从诊治经过、诊疗思路、指导按语 3 个方面进行论述。全书理、法、方、药融会贯通，辨证要点明确，诊疗思路清晰。

　　书中列举大多为疑难、棘手病例，从久病原因不明的痿证到西医束手无策的气喘；从危重难治性肾病到多处转移的恶性肿瘤，普通医者叹为观止！医贵乎精，徐书教授精研经典，从"六经辨证"入手，以脉定证；业贵乎专，徐书教授诊疗引经据典，切中要害；治贵乎巧，徐书教授巧用经方、时方、验方，诸方并用，共奏奇效，随诊者亲眼所见这些病例转危为安，心悦诚服。

　　通览全书，疾病诊治经过描述详尽，读者有如身临其境、侍诊左右；诊疗思路概括全面，观众颇感开拓思维、受益良多；指导按语画龙点睛，阅者好似茅塞顿开、醍醐灌顶。

　　所谓医之良，在工巧神圣；医之功，在望闻问切；医之学，在脉药方症。通览全书可看到徐书教授临证思辨特点，且方药精准、理法灵活，透出其诊治疑难杂症和肿瘤造诣皆深，而且治病精思，屡起沉疴，值得参考学习。

# 石 序

医案之作，始于先秦，谓与《灵枢》《素问》并传，可也。及西汉仓公著《诊籍》，成现世医案之最早；宋许叔微，撰成《伤寒九十论》，开医案专著之先河。自此而后，佳案代出，灿若星河。

《褚氏遗书》有曰："博涉知病，多诊识脉，屡用达药。"然天下之病，非可尽见，陋室偏居，难能多诊，况名师少而凡徒众，其用药精微，难广面授，而只凭一己摸索，囿足跬步，何时登堂？医案之功，则俾后学广闻天下病证，揣练辨治思维，捷获施治要点，乃医术精进、事半功倍之法。诚如清名医方耕霞指出："医之有方案，犹名法家之例案，文章家之有试读。"

江南徐书，无锡人氏，师从诸国手良医，临证三十余载，精勤不倦，守正创新，声名益盛。其始创无锡徐氏中医药研究所，游历海内外讲学授业，并于江南、京都、辽沈之地，悬壶济世，临证带教，名噪当世。今附属医院跟诊徐师诸君，岁历三年，稿凡数易，辑徐师带教医案成册，以还原先生临证辨治思路、用药经验，欲启后学来者，余深知此中益处，欣然为序。

余览全书，先生溯源灵素，问道长沙，于平实处见功底；师古不泥，衷中参西，从变化中显灵动：下肢痿软，取肺肾而非阳明，清肺热、补任脉、培元气，其患由坐而立，慧心妙手；肠癌肺转移，喘咳痰多，治不从肺，而取"敛肾降冲"法，诸症全消，技惊四座。全真一气汤，金水互生，治肺部肿瘤、乳癌术后，异病可同治；肺癌胸水，初用瓜蒌薤白桂枝汤，后随证变法，方从法出，旋覆花、小柴胡、己椒苈黄……同病可异法。肝硬化腹水，肝癌肺转移，肺癌脑转移，直肠癌腹腔转移，淋巴瘤，诸般肿瘤，"三辨六法"，取效确切；面部顽固性红疹，子宫腺肌症之痛经，顽固性头痛，失眠，"以脉诊为中心，以经方为龙头，时方为龙尾"，立竿见影。"专病专药画龙点睛"：虫药"三枝花"——水蛭、土鳖虫、蟑螂，善降肿瘤标志物升高；橘核、荔枝核能消腹腔淋巴结转移之肿块；积雪草、土茯苓、绿豆衣，降肌酐、尿素氮指标有功；半枝莲、半边莲、马鞭草、水红花子，散鼓胀腹水多效……又叙事栩栩生动，似临其境，如患者就诊于侧，病症了然；如徐师面授当前，晓畅明了。

夫立德、立功、立言，三不朽也。冀此临证实录，早日付梓，不诩立言以不朽，但以济世之心，启同道思考，传道后学。

辽宁中医药大学党委书记　石岩

壬寅虎年十月

# 自 序

　　夫人俯仰一世，取舍万殊，余能于千学百业中，偶得青囊之技，幸甚至哉！自悬壶临证，经年三十有余，冷暖寒热，唯余自知。求学之时，尝闻大医之论、伤寒之序，感慨兴由，若合一契，自忖莫非吾乃圣学所传之人？可禀越人入虢之才秀，能负普救含灵之使命。及治学临证，方觉道阻且长。而欲求之诸经，初学浅才，难辨真假良莠，汗牛充栋，不知入手何从。手握一卷，又恐所学非宜，力不能全尽；新读一说，即妄各家皆通，术杂而难精。况成才路长，而名利事迫，辗转诸业，精力分散，晋级迁擢，降志折腰，杂活生计，流俗所染。可谓"大医之难精，由来尚矣"。

　　"吾生也有涯，而知也无涯，以有涯随无涯，殆已！"故弱水三千，只能取其一瓢饮，典藏百家，宜向最紧要处先用功。于中医临证而言，初始当"罢黜百家，独尊仲景"，以《伤寒杂病论》起手，习至纯熟，则后如破土之竹，节节成势。盖理法方药，独学其一，莫能治病，而仲景之学，病证脉法，环环相扣，于认病识证之下，言四诊、言方药等，最合临证实际，看似深奥难学，实为登堂入室之最捷径！仲景之法，凭脉辨证，审其病机，察"阴阳表里寒热虚实"，执简御繁；仲景之方，效专力宏，主病主方，擒贼擒王。此即愚曰"以脉诊为中心，以经方为龙头"之义。

"心中易了，指下难明"，医理即通，处判针药，尚需明师指迷，方识妙用之法、随变之动。余临证以来，曾有幸得到国医大师朱良春、李士懋和名医田淑霄、陈瑞山等恩师悉心指点，结合自己临证参详，于肿瘤及疑难病的创新治疗略有所悟：先别阴阳，次辨六经，再合专病专药，"三辨六法"以括肿瘤之治疗；肝癌论治，"厥阴虚寒"可审机；病症消渴，治从"三阴"能获效；肺癌分"寒热"，以知转移之方向，寒易至脑，热易传肝；尿毒之辨治，首提阴阳之要诀，"阳开阴阖，阳生阴长"……总之，经方古法，守其不变应万变，取其专；而病症时迁，药性变化，医学之发展，亦不可守旧不前。故时方专药，随病症而应变，取其全，此即愚"时方为龙尾，专病专药画龙点睛"之义。

　　自此，余"以脉诊为中心，以经方为龙头，时方为龙尾，专病专药画龙点睛"之学术思想即立，并在肿瘤及疑难病之诊疗方面略有小成，因之近年受聘于辽宁中医药大学及其附属医院，荣幸之至！尤其得学校及医院领导诸方支持、照顾，深心感谢！故临证带教，尽余全力，不敢私藏，以报知遇之恩。今跟诊诸徒，辑余临证医案成册，生动呈现诊疗场景及诊疗思路，还原余之学术思想及经验的具体应用，冀后学承技一二，促其早入中医门路，启发更多创新，亦余之志也。

　　夸夸其谈，愿君有得，聊以为序。

徐书

壬寅虎年十月　于奉天

# 目 录

一、全真一气同调治，下肢痿软足力行 …………… 001

二、旋覆代赭本降胃，异病同治肾虚痰 …………… 006

三、气喘憋闷辨虚实，无影快刀除隐患 …………… 012

四、大黄附子细辛汤，破冰攻下疗效彰 …………… 017

五、肺癌胸腔积液肝转移，经方合用除顽疾 …………… 023

六、异病同治是根本，活用古方消胸水 …………… 028

七、从京追随至沈城，妙用古方强腰肾 …………… 032

八、鼓胀贼邪腹中水，古方适时消除去 …………… 037

九、经方龙头消指标，专病专药是关键 …………… 041

十、肝癌转移肺相侮，肿瘤发热一招除 …………… 047

十一、疏木运土畅三焦，三阴并治补肾精 …………… 052

十二、和解枢机少阳治，温阳暖水少阴是 …………… 058

十三、三辨六法肺结节，妙手回春愈旧疾 …………… 064

十四、面部皮炎瘙痒甚，凉血祛风治其本 …………… 072

十五、芙蓉难耐腹痛扰，厥阴虚寒是关键 …………… 076

十六、乳腺肿瘤三阴病，水寒木郁是根本 …………… 082

十七、糖肾合病病情顽，经方妙用起沉疴 …………… 088

十八、辗转反侧不能寐，妙用经方把梦还 …………… 094

十九、肺癌后期并水肿，鸡鸣古方奏奇效 …………… 099

二十、偏头剧痛缠十年，巧用验方除顽疾 …………… 104

二十一、肺癌脑转疑无路，柳暗花明又一村 …………… 108

二十二、经方时方首尾接，主证脉法疗效明 …………… 115

二十三、厥阴病证见多端，善用乌梅抓主证 …………… 121

二十四、半夏泻心治痞满，活用降糖取效佳 …………… 125

二十五、膜性肾病疑难治，麻附加味得安康 …………… 130

二十六、实在少阳虚厥阴，肝内胆管趋稳定 …………… 136

二十七、慢性胃疾辨阴阳，寒热错杂细端详 …………… 142

二十八、肿瘤晚期病情危，培补肾元是关键 …………… 148

# 一、全真一气同调治，下肢痿软足力行

诊治经过

卜某，女性，66 岁。这是一位徐老师的忠实粉丝，初诊是 2018 年 12 月 26 日，在北京中医药大学国医堂，听闻徐师来辽宁中医药大学附属医院出诊就一路从北京追随到盛京。这位患者被"下肢痿软无力逐渐加重 1 年"深深困扰。回想起第一次去北京的情景，患者不禁潸然泪下。她是黑龙江人，那时候的她全身无力，无法行走，四处求医，走遍了哈尔滨的各大医院，CT、MRI、脑脊液检查等西医理化检查做得很完善，也未查明原因，营养神经的药物用了不少，症状却有增无减。

因为患者的女儿在北京工作，于是全家转战北京，继续求医。在北京的医院就诊一般很难，排了很久才看上病的患者得到的诊断和治疗方案几乎与当地一致，全家人心灰意冷。就在全家准备回老家的时候，从一位朋友那里了解到徐师，家人便带着患者，抱着试试看的心态来到了徐师这里，用轮椅将患者推入病室。

来诊时症见：患者双下肢痿软无力，腰酸，语声低微无力，口干渴但不苦，大便干。徐师诊脉为右寸关浮滑且大，左寸关细滑，尺脉弱，舌质暗，舌苔薄白。既往糖尿病病史 20 年，血糖控制尚可。西医诊断为肌无力，原因待查。徐师辨为上实下虚，当时给予的处方如下：

西洋参 10g，生甘草 6g，枇杷叶 20g，生石膏 30g，阿胶 10g，杏仁 10g，麦冬 10g，火麻仁 10g，桑叶 10g，生地黄 15g，熟地黄 30g，忍冬藤 30g，虎杖 15g。

当时开了 15 剂中药，喝完后，患者又在当地按照原方抓了 10 剂药继续服用。

2019 年 1 月 23 日，徐师在国医堂坐诊，再见患者时，她的气色较前明显好转，乏力改善，仍口干，不渴，小便黄，量偏少，大便正常，说话声音洪亮，夜寐安，舌质暗，苔白腻，诊脉不滑，余无改变。徐师在原方基础上加入生姜 10g、大枣 10g、丹参 20g、地龙 20g，以通行络脉，以求根治。

2019 年 2 月 28 日三诊时，患者右腿比从前有力，夜间口干，夜尿多，原方加石斛 15g，继续服用。

后来患者就通过微信和徐师联系，药物加加减减，间断服用。中途患者又去了两次北京，下肢的力量逐渐增强，从站立时间延长到可以抬腿、向前迈步……一点一滴有了进步。至 2019 年末，患者已经可以正常行走。

2020 年 6 月 30 日，徐师恢复外地出诊来到沈阳，患者便追随至沈，此时的她所有的不适症状均已明显改善，可以正常行走，但行走时间过长后双下肢有酸软、无力感，心烦，恶热，眼干，舌质暗，苔薄黄腻。寸关脉沉弦细紧，尺脉弱。

徐师更改处方：

西洋参 10g，麦冬 10g，五味子 10g，黑顺片 10g，当归 10g，熟地黄 30g，肉桂 3g，沉香 5g，灵磁石 30g，玉竹 10g，石斛 15g，赤芍 10g，丹参 20g，牛膝 9g。

连续服用两月余，诸症消失。

患者全家对徐师赞不绝口，感谢他让患者能够再一次站起来。2020 年 11 月徐师在北京出诊，患者又一次来到国医堂的诊室，此时的她已经行走自如，几乎看不出有任何的不适，她和家人都兴奋不已。徐师给予其膏方以巩固治疗。

## 徐师诊疗思路

这是一例中医诊断为"痿证"的患者，手足痿软而无力，百节缓纵而不收，故证名曰痿。古之辨治主以阳明为先，《素问·痿论》强调"治痿者独取阳明"，盖"阳明者，五脏六腑之海，主润宗筋，宗筋主束骨而利机关也……故阳明虚则宗筋纵，带脉不引，故足痿不用也"。徐师认为，"治痿独取阳明"只是通过调整脾胃（补脾胃、清胃火、祛湿热）以滋养五脏的一种重要治法，但并非治疗痿病的全部方法。他提出"五脏皆可致痿"，所以治疗痿病当从五脏入手，"调其虚实，和其逆顺"才是治痿之正道。"肺热叶焦"之痿当用清燥救肺；湿热侵袭之痿当取四妙以清热利湿；脾胃虚寒之痿则独取阳明补中益气，健脾升清。痿证日久必累及肝肾，则虎潜可治。久病必瘀更加活血通脉方可起效。

本例患者，徐师初从"肺肾"辨治，是根据《素问·痿论》之说：

"肺热叶焦，则皮毛虚弱急薄，著则生痿躄也。"肺朝百脉，肺燥不能输精于五脏，致五体失养，发为痿证，肾主五液，金水互生，气血调和，百脉通畅。徐师言："很多内科疑难疾病，只要病机相同，都可以从肺肾论治。肺为水之上源，肾为水之下源，肺肾同病产生的后果，第一会引起气病，第二会引起水液代谢障碍，第三由气及血，第四肾精受损。"为医者当知病之所至，病之退路，当从纵横去理清疾病之脉络。

此患者初诊用清燥救肺汤，全方宣、清、润、降四法并用，气阴双补，且宣散不耗气，清热不伤中，滋润不腻膈。生地黄、熟地黄并用可填精益肾，以达金水互生之妙；更用忍冬藤，藤类之品皆有走窜之性，故能通经活络；虎杖可清利下焦之湿。清肺热，养肺津，润百脉，痿证得缓。

痿证后期由实转虚，当肺肾同治，此时徐师应用全真一气汤加减治疗。全真一气汤为明清医学大家冯兆张《冯氏锦囊秘录》中的著名方剂，由熟地黄、炒白术、人参、麦冬、五味子、附子、牛膝组成。方中白术、熟地黄分补脾肾，一燥一润，以麦冬和之，脾土生金，补益肺脾之阴，肺为雾露之溉，通朝百脉，肺润则五脏六腑、四肢百骸皆可得养；再入牛膝、五味子，则更得纳气藏源，澄清降浊；附子温肾助阳，"使真阳交于下，真阴自布于上"，复以人参驾驭药力，助真元、复精气、养五脏、强肌肉。诸药合用，温阳而无升浮之弊，育阴兼有化气之功，"全此一点真阴真阳，镇纳丹田，以为保生之计而已，即名之曰全真一气汤"。徐师还常用此方治疗哮喘、肺癌后期等病证，抓住肺肾两虚之核心病机，异病同治，疗效甚好。冯氏称该方"加减出入，活人甚众，见功甚速，取用甚多，去病甚稳"。徐师在原方的基础上，易人参为西洋参以增滋阴之功，又填玉竹、石斛以纠眼干、恶热之弊，更加沉香、磁石以纳气归肾。《灵枢·口问》曰："下气不足，则乃为痿厥足悗。"下气充则精髓生，肌肉长，痿证自愈。徐师总强调"久病必瘀"，在治疗慢病、大病之余要巧加活血之品。"丹参、赤芍"为徐师常用药对。赤芍苦寒，清热凉血，散瘀止痛；丹参味苦微寒，善能通行血脉，祛瘀止痛。丹参专入血分，其功在于活血行血，内之脏腑而化瘀滞，外之利关节而通脉络。二药配对，相须为用，共奏活血凉血、散瘀通经之功。

## 徐师按语

国医大师朱良春先生曾指出："世上没有不治之症，则是未知其术也。"中医的精华在于辨证论治，此患者以痿废不用为主症，脉以右脉浮大、尺弱为抓手，因肺朝百脉，肺主气，肺主水，肺叶焦枯，金水不能互生，百脉不通，故余先从清燥救肺汤入手，清其肺热，补其任脉，后期从肾论治，选用全真一气汤。此方重在补真气、培元气，元气足则诸病不生，以绝其根。

# 二、旋覆代赭本降胃，异病同治肾虚痰

## 诊治经过

60 岁的刘女士有肠癌肺转移病史，曾在北京寻求治疗，喝过汤药，但是效果并不好。刘女士来就诊前正处于靶向药物治疗期，可症状控制并不理想，并且咳喘逐渐加重。在得知治疗肿瘤方面很权威的徐书老师来到辽宁中医药大学附属医院出诊后，便急忙前来就诊。

患者主诉反复咳喘 1 年余，加重 3 个月。

刻诊时症见：喘咳重，咳嗽不止，平素躺下时加重，伴痰多，口干，无口苦，大便尚调。舌苔白，脉象为冲脉，但沉取无力。

徐师辨为痰热上冲，处方如下：

旋覆花 10g，代赭石 30g，姜半夏 12g，鱼腥草 20g，地龙 10g，牛蒡子 10g，红参 10g，龙葵 20g，杏仁 10g，桃仁 10g，平地木 15g，丹参 20g，紫苏子 10g，白芥子 10g，葶苈子 10g，沉香 5g，灵磁石 30g，白英 20g，枇杷叶 20g，白前 10g，前胡 10g，天浆壳 10g。

5 剂，水煎服。

徐师开出处方后，还跟患者强调了饮食禁忌：忌水果、牛奶、猪肉、鸡肉、鸡蛋、海鲜等。同时本病可采用针刺疗法，选用肺、肾二经穴。

二诊：药进 5 剂，咳喘明显好转，痰涎变少，药尽后咳喘消失，脉象由冲变滑。予以调方如下：

半夏 12g，茯苓 30g，陈皮 10g，青皮 10g，合欢皮 15g，海浮石 15g，珠儿参 10g，玄参 10g，贝母 10g，牡蛎 30g，三棱 10g，莪术 10g，鸡内金 10g，穿山甲（因此药系国家保护动物，可以猪脚爪代，下同）5g，乌梢蛇 10g，土鳖虫 10g，水蛭 5g，甘草 6g。

7 剂，水煎服。

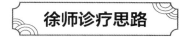

## 徐师诊疗思路

本病例属肠癌的肺转移。徐师针对患者肾虚生痰，痰随气上升，肺气上逆作咳的病机，继承张锡纯"痰之标在胃，痰之本原在于肾"的思想及"敛肾降冲"法，活用旋覆代赭汤合三子养亲汤再加纳气平喘之沉香、灵磁石等药物治疗本病，收到了非常好的疗效。

徐师切中肾虚生痰的病机，继承并运用了张锡纯治疗痰证的思想及方法。传统治疗痰证的方法不外乎燥湿化痰、理气化痰、温阳化痰、清热化痰等，张锡纯对于世人常用之治痰总剂二陈汤提出了不同见解，认为其非治本之剂。张氏在继承《黄帝内经》思想及张仲景、张介宾等大家理论的基础上，创新性地提出了"痰之标在胃，痰之本原在于肾"的思想。张锡纯治疗痰饮的理论基础有两点：其一，肾为封藏之本，膀胱为其相表里的腑，且"注其气于膀胱"。所以若肾失封藏，便会影响到膀胱的气化作用，若膀胱气化失司，便无法吸引胃腑中多余的水饮下行而形成小便，从而出现水饮代谢的障碍，导致痰浊内生。其二，在经络循行上，冲脉上隶足阳明胃经，下连足少阴肾经。故当肾脏的气化功能失司时，便会使冲脉之气上逆，胃气也会随之上逆。胃以通降为顺，冲脉、胃之气上逆则水饮之邪不得运化，便是痰之由来的另一个原因。总结来看，张锡纯认为胃中的水液输布失常，形成痰涎，即痰之标在胃；而导致膀胱不能疏导胃中水液和冲脉气机上逆引动胃气上逆的根本原因均为肾的气化不利，即痰之本在肾。因此张氏在治疗痰证时，在降胃中浊逆的基础上，增强了收敛肾气的药物，以厚其闭藏之功，使肾的气化功能得以恢复，继而使膀胱与冲脉功能正常，痰饮自然得清。

方随法出，徐师在确立了使用张锡纯"敛肾降冲"法治疗肾虚痰阻证后，选用了旋覆代赭汤、三子养亲汤等名方再加沉香、灵磁石等纳气平喘药物来治疗本证。

旋覆代赭汤加味主要是针对"冲脉"这一特殊脉象，"降气即是化痰，化痰即是止喘"。本方主治胃虚痰阻，气逆不降之证。胃主纳谷，以降为顺。若中气虚，邪客于胃，气逆而上，复出于胃，则噫气频作，反胃呕吐；胃虚痰浊内阻，升降被遏，故胃脘痞硬，呕吐涎沫。治疗上，胃气宜补，痰浊宜化，气逆宜降，故以益气和胃，降逆化痰之法。方中旋覆花降气消痰，代赭石重镇逆气，以治胃气上逆，呃逆呕吐；人参补气益胃，以治其虚；半夏降逆祛痰，消痞散结；甘草、大枣助人参益气和中，生姜合半夏降逆止呕，以顺胃气。诸药合用，补虚降逆，和顺胃气，益气健中，除噫消痞。徐师亦曾运用旋覆代赭汤加减治疗哮喘、食道癌、高血压病等多种难治疾病，均取得了非常好的效果。总之，据徐师经验，凡是辨证属于"冲气上逆"者均可以应用旋覆代赭汤加减进行治疗。

三子养亲汤是为高年咳嗽，气逆痰痞者而设。年老中虚，纳运无权，每致停食生痰，痰盛壅肺，肺失宣降，故见咳嗽喘逆、痰多胸痞、食少难消等症。治宜温肺化痰，降气消食。三药相伍，各有所长。白芥子长于豁痰，温肺化痰，利气散结；紫苏子长于降气，降气化痰，止咳平喘；莱菔子长于消食，消食导滞，下气祛痰。临证当视痰壅、气逆、食滞三者之孰重孰轻而定何药为君，余为臣佐。本方为治疗痰壅气逆食滞证的常用方。临床运用以咳嗽痰多，食少胸痞，舌苔白腻，脉滑为辨证要点。无论男女老少，皆可用之，尤以老年人为宜。本方终属治标之剂，绝非治本之图，偏于辛燥温散，易伤正气，不宜久服，服后一旦病情缓解，即当标本兼治。气虚者不宜单独使用。《杂病广要》言本方主治"高年咳嗽，气逆痰痞"。三子养亲汤为化痰的专方，徐师在此基础上常加入牛蒡子、葶苈子组成"葶苈五子汤"，用于治疗各种肺炎引起的喘嗽，疗效均十分显著。

沉香味辛、苦，性微温，归脾、胃、肾经，具有行气止痛、温中止呕、纳气平喘之功效，常用于胸腹胀闷疼痛，胃寒呕吐呃逆，肾虚气逆喘急。灵磁石具有镇静安神、益肾补血、潜阳纳气、平肝息喘、明目聪耳、止金疮血等作用，用于治疗肾脏风虚、耳聋目昏者，周痹风湿、肢节中痛者，亦可治小儿惊痫、男人阳不起、女人宫不收等症状，其多为内服药。沉香、灵磁石二药均具有纳气、补肾之效，专门为"敛肾降冲"法而设，可谓十分精当。据徐师临证经验，附子配上述二者具有非常好的疗效。

徐师指出，本病亦可采用针刺疗法，应当选用肺、肾二经穴。理论来源于"肺为气之主，肾为气之根"。从生理功能来看，肺主气，司呼吸，是体内外清浊之气交换的地方，人体通过肺吸入自然界的清气（氧气），呼出体内的浊气（二氧化碳），吐故纳新，使体内外气体不断得到交换，因而《素问·阴阳应象大论》有"天气通于肺"之说。此外，肺吸入之清气（氧气），又与水谷之精气相结合，形成宗气。宗气积于胸中，出于喉咙，以司呼吸。之后，通过心脉布散全身，以温煦四肢百骸，维持人本正常的生理功能活动。所以，《素问·五脏生成》有"诸气者，皆属于肺，肺主一身之气"之说。肾主纳气，即肺吸入之气，应下纳于肾，这就是说肺的呼吸功能需靠肾气主纳的作用来协助，只有肾中精气充盛，吸入之气才能经过肺的肃降下纳于肾。

徐师在本案的治疗中，首先综合患者的病史、症状及体征，然后根据患者脉象为冲脉，联想到张锡纯治疗痰饮思想及"敛肾降冲"的具体方法，选择了行之有效的方剂，充分体现了其深厚的理论功底及丰富的临证经验。

## 徐师按语

痰喘以调肝为先，降逆肺胃为要，《伤寒论》第 161 条曰："伤寒发汗，若吐若下解后，心下痞硬。噫气不除者，旋覆代赭汤主之。"仲景之意，大吐大下发汗之后，胃气失和，胃虚气逆，故心下痞硬，噫气不除，选用旋覆代赭汤。肃降胃气，其理在于平肝降逆，肺为气之本，肾为气之根，气机调节的枢纽在于肝，而喘证之逆本质在于痰阻气道，肺气上逆，故平肝降逆化痰为治喘之一大法门。

冲脉，气势也。余曾经提出：高血压的核心病机是气上冲，水上冲，火上冲。脉当见九分而浮，过者为太过，减者为不及。痰者乘虚与气占据阳位，故见冲脉。治法当降之，以矿石类药为先，平肝降气，故有佳效。

肠癌肺转移，临床非常常见，当出现肺部症状之后，以调肺为先，痰凝是其标，故咳喘纠正以后当用化痰散结、活血消肿法以善后。

二、旋覆代赭本降胃，异病同治肾虚痰

# 三、气喘憋闷辨虚实，无影快刀除隐患

## 诊治经过

董某，女性，66 岁，2019 年 12 月 21 日初诊。该患者 2019 年初因"乳腺癌"行左乳切除术，术后化疗 6 次（具体用药方案不详），放疗 25 次。放疗后即出现胸闷气喘，动则喘甚。患者因此四处求医，服中西药无数，均无明显疗效。

刻诊时症见：胸闷气短，微喘，动则甚，语声低微，喜叹息，胃部胀闷不适，双手麻木，味觉减退，口干、无口苦，夜寐可，舌体胖大有齿痕，右寸关沉弦紧，左脉弱，沉取无力。

徐师诊为上实下虚证，予以全真一气汤加减治疗。

处方如下：

红参 10g，麦冬 10g，五味子 10g，熟地黄 30g，牛膝 10g，生石膏 30g，黄芩 10g，黑顺片 10g，沉香 5g，磁石 30g，蛤蚧 1 对，紫河车 5g。

15 剂，水煎服。

患者服药第 7 天，气喘症状明显好转。15 天后症状完全消失，未再继续服药。患者兴冲冲地前来我院告知徐师随诊人员。

但是 2020 年 4 月患者跟家人发生口角生气后，又出现胸闷气短，咽干，夜尿频，步履不稳，夜寐差，大便正常。又继续服用原方，症状改善不明显。6 月闻及徐师来沈，早早便来等候。此次就诊，患者舌象变化不显，仍胖大有齿痕，脉沉弦细上冲。

处方如下：

当归 10g，熟地黄 60g，麦冬 10g，黄芩 10g，牛膝 10g，黑顺片 10g，延胡索 10g，五味子 10g，酸枣仁 30g，生石膏 30g，代赭石 30g，煅磁石 30g，合欢皮 15g，红参 10g，大枣 10g，沉香 5g，紫河车 5g。

15 剂，水煎服。

徐师嘱咐患者平时不要受寒，饮食上避免生冷，增强锻炼，不宜过度劳累。患者 7 月 28 日告知随访者，本次自行煎药，加之休养生息，症状改善明显，已无不适。

## 徐师诊疗思路

徐师指出，中医学在当代要与西医学相结合，西医学的 CT、理化检查以及肿瘤标记物等皆是中医望闻问切的延伸，也是评估中医疗效的依据。

该患多次就诊，翻阅其诊疗经过，多次行胸部 CT 及心脏检查除外器质性疾病，按时复查，不考虑肿瘤因素导致，西医诊断其为功能性喘促。大多数中医从疏肝健脾化痰角度入手，亦有考虑"梅核气"，应用半夏厚朴汤加减治疗者，推测彼医者多"从肝论治"，认为患者乳腺肿瘤为肝郁气滞所致，手术耗伤气血，气郁更甚，肝气横逆犯肺，上冲而致喘证，故用理气化痰之品。徐师则认为：此患者为中老年女性，本身精血亏虚，加之手术及放化疗均伤其根，元阴元阳受损，少阴失其摄纳功能，故见呼多吸少，动则喘甚。《医贯》云："真气耗损，喘出于肾气之上奔。"正如喘证分为实喘和虚喘，《景岳全书·喘促》中指出："实喘者有邪，邪气实也；虚喘者无邪，元气虚也。"明确了病因，有了正确的指导方向，治疗就显得容易多了。

徐师给该患开了全真一气汤进行治疗。该方出自清代医学家冯兆张《冯氏锦囊秘录》，主治"阴分焦燥，上实下虚，上热下寒，阴竭于内，阳越于外，斑疹热极烦躁，上喘下泻；中风大病阴虚发热，吐血咳喘等一切虚劳重症"。

徐师从经典出发，根据"少火生气，壮火食气"之理，善用黑顺片（附子），但不滥用。多从小剂量起，中病即止。他用附子疗效颇佳，治疗很多疑难病。徐师认为：所谓疑难病，寒证、虚证十之七八，其次为寒热错杂证。疾病大多为慢性起病，且多与免疫力下降有关，六经辨证多属三阴。因附子有回阳救逆、温补肾阳、散寒止痛、补火助阳等功效，临床中把握附子使用之要点——"口中和，脉微细"。但在临床实践中往往是寒热错杂、虚实夹杂，典型的脉证少见。不管脉沉小细弦或弦大滑数，只要沉取无力的，皆可以用附子。徐师常应用对药，即附子配灵磁石，求其理，徐师曰："此经验是祝味菊老的经验。"因附子通行十二经，走而不守，而磁石益精纳气归肾，附子配磁石可以纳阳气归肾，蒸腾气化，气血才能调和。对于反复发作或长期不愈的过敏性疾病，一般先用龙骨、牡蛎来化痰镇摄，再用灵磁石来纳气归肾，可预防复发。其一，如《温病条辨》所谓"治下焦如权，非重不沉"，其意在于治下焦，剂量当重用。其二，在于用金石类药物可以重镇，使其直达下焦。其三，大多为阳虚体质的患者，易虚火上灼，故配伍磁石，可纳火归肾，收敛浮游之火。附子又常与大剂量熟地黄相配以起到阴中求阳之功。徐师在高热、失眠、肌无力等多种疾病中高频率应用附子。

紫河车味甘，气大温，无毒，能疗诸虚百损，五劳七伤。因其秉受精血结孕之余液，得母之气血居多，故能峻补营血。徐师治疗虚喘经验方：蛤蚧1对，高丽参或红参10g，紫河车10g，打粉，姜汤服用。也可将此方作为哮喘巩固方，以减少复发。

徐师告诉我们，本患也可以用旋覆代赭汤加减治疗。因该患发病与气郁有关，本身肾阳虚，气化不足，水饮郁在内，不得宣发。本次发病也可以用上次方引火汤加减，加沉香5g、酸枣仁30g、延胡索10g、合欢皮15g。这再次体现了徐师诊疗疾病不拘泥于某一症，思维敏捷，方随脉变，遣方用药灵活。随访时患者特意向徐师表达谢意，为其解除病痛的同时，也消除了心理上的负担。

## 徐师按语

喘证，实证在肺，虚证责肾，全真一气汤妙在金水互生，肺肾同治，其方之要，余取之重用熟地黄，填补肾精，以熟地黄配附子，可蒸腾气化，通达三焦，肺肝肾俱补，何乃咳喘之矣。虚证之喘，治之有道：一是补肾气，气降喘止，其中之妙在于填精化气，六味地黄是补阴剂，当以阳化之；二是补任督脉首选阿胶、胎盘等；三是虫类药物的使用。

# 四、大黄附子细辛汤，破冰攻下疗效彰

2014年初，春寒料峭，冰雪还尚未消融，刚把孩子送入大学的中年女性董某，本想好好歇歇，享受人生，可是突如其来的疾病却打破了这一切的寂静。董女士在不经意间发现自己排便带血，起初她以为是痔疮，并没有在意，可是随着症状的加重和排便习惯的改变，董女士来到医院，经过肠镜和病理检查，诊断为"直肠神经内分泌肿瘤"，并于5月在当地行直肠肿瘤（病理示神经内分泌瘤）根治术。2016年董女士出现排尿困难，查PET-CT提示多发淋巴结转移，侵犯左侧输尿管，左肾盂及输尿管扩张、积液，故再次行输尿管支架管置入术。2019年1月复查CT示广泛腹腔腹膜后转移。2020年1月查MRI提示肿瘤复发。在这6年中，董女士反复进行化疗和口服药物治疗，她的孩子也一直期待母亲的病情经过这般治疗能够有所好转，可是事与愿违，母亲的病情一天天加重，化疗也带来很大的副作用：恶心、呕吐、便秘、疼痛等。看着母亲一天天被病痛折磨，十分心痛却又无能为力。董女士眼看着自己的病情没有好转，反而愈演愈烈，故自行停用一切西药，求治于中医。经朋友介绍，慕名就诊于徐师。

初诊时，董女士十分痛苦，喋喋不休地诉说自己的不适，她觉得自己进食稍硬食物后就觉后背难受，胃部不适，只能进食少量流食，乏力，浑身像一摊泥一样，右下肢浮肿，畏寒。舌质淡苔薄腻，右脉细弦，沉取无力，左脉沉弱。

徐师辨为少阴厥阴合病，给予处方如下：

大黄 7g，黑顺片 10g，细辛 5g，荔枝核 15g，橘核 10g，柴胡 10g，枳壳 10g，白芍 15g，生甘草 6g，血竭 10g，当归 10g，金银花 30g，槟榔 7g，没药 3g，秦艽 6g，高良姜 10g，香附 10g，蒲黄 10g，五灵脂 6g。

20 剂，水煎服。

经过 1 个月的治疗，在朋友陪同下再次前来就诊的董女士胃部不适感已经消失，食欲明显好转，可进食稍硬食物，右下肢浮肿显著减轻，乏力改善，面色较前红润，偶有背部及后腰部疼痛。董女士信心大增，徐师在原方基础上加入阿胶 15g、天葵子 15g、穿山甲 10g，继续服用 1 个月。

患者多年的肿瘤病史，经过两次遣方用药即有明显疗效，能够起沉疴痼疾。众生皆非常惊讶：徐师思路是什么？为何用大黄附子细辛汤？带着疑问我们向徐师请教。

## 徐师诊疗思路

徐师曰："临床直肠肿瘤术后常见淋巴结转移，如出现输尿管、膀胱、腹膜后转移等，病情较长，多以本虚标实、寒热错杂为其基本病机，治疗思路以大黄附子细辛汤合四逆散加味。寒热错杂是直肠肿瘤术后发生转移的基本病机。"根据多年临证经验，结肠癌术后，多以肝转移为多见，而直肠癌术后常常侵犯周围组织，导致淋巴结肿大。

本例患者为术后转移复发，出现输尿管及腹膜后转移，进而引起疼痛，且又因肿瘤压迫下腔静脉引起下肢水肿，十分棘手。但徐师诊病不局限于西医思维，而是根据中医经典名方，审证辨因，以大黄附子细辛汤合四逆散，并配合荔枝核、橘核等专病专药，寒热同用，疗效显著。大黄附子细辛汤见于《金匮要略·腹满寒疝宿食病脉证治》。原文是："胁下偏痛，发热，脉弦紧，此为寒也，以温药下之。"这个方子为温下法的代表方，古训"发表不远热，攻下不远寒"，此方与大承气汤是相对的。一寒一热，寒热是阴阳所化，阴不足则阳乘之变为热。阳不足则阴乘之变为寒。故阴盛则阳病，阴盛则寒。寒在表，表现为全身疼痛，恶寒，颜面青紫是知寒厥。寒在里，表现为恶心呕吐，胸痹满痛，腹胀便秘。寒邪凝聚闭塞，当以温药，消散阴霾之气，故用大黄配附子。

这个方子最大的特点就是不用枳实、厚朴。大承气汤是用枳实、厚朴来破其气。而此方主要是大黄、附子配细辛，以细辛作为先导，重在内外宣通，开后人无限之法门。比如温脾汤就是由这个方子演化而来的。这个方子与麻黄附子细辛汤的区别在于，麻黄附子细辛汤以宣通为主，让邪气从外而解。而此方则以温宣之法使邪气从内而解。此方的配伍比例也是耐人寻味的。大黄用三两，附子用三枚，细辛用二两，附子的量大，主要特点是以温为主，促进肠道的蠕动。用大黄是下法，为辅助。细辛通达内外。此方可用于胁下偏痛。胁下偏痛可见于很多疾病，比如输尿管结石，我们就用大黄附子细辛汤配四逆散、猪苓汤这三个配伍。治疗膀胱癌，表现为膀胱的一侧、小腹的一侧胀痛可用此方；如果大腹疼痛，即从少腹到脐部皆疼痛不可忍的，用大建中汤；如果仅仅就是剑突下疼痛的，就用小建中汤。

临床上，肿瘤以其转移引起的肿块及压迫邻近组织出现疼痛为最常见的症状之一。橘核、荔枝核为徐师治疗腹腔淋巴结转移引起肿块的专病专药。此外，处方中合用良附丸、失笑散均有良好的止痛作用。临证中，对于合并胃痛者，徐师在辨其寒热的基础上，偏寒者加良附丸；偏热者加金铃子散；若久病多瘀者加失笑散，每获良效。本次处方中，加当归、血竭、没药乃考虑久病成瘀，且积证多瘀，加之以活血散瘀，流通血脉。金银花、槟榔乃徐师治疗腹腔后转移引起水肿的经验用药。针对肿瘤的治疗，常加入血竭、穿山甲，取其既能活血散瘀定痛，又能破积血以消癌肿之义。

徐师指出，临床治疗肾、输尿管、膀胱肿瘤以及肠癌术后发生转移者，因此类患者多病史较长，历经手术或放、化疗等迁延不愈，久病耗伤气血阴阳，而渐成阴寒积聚之证，故应用大黄附子细辛汤合四逆散加减以异病同治。

若原发膀胱肿瘤，逆行向上出现输尿管或腹膜后转移，表现为肾阳虚为主的上燥下寒证，如口渴、饮水不止、腹中痛、腹中拘急、腰酸、怕冷、小便少等，又当以栝楼瞿麦丸加荔枝核、橘核。徐师强调天花粉（栝楼根）和瞿麦在方中的重要性，如《本经逢原》记载："栝楼根，善治痈疡，解毒排脓，化瘀散结。"故天花粉对多种肿瘤，如绒毛膜上皮癌、破坏性绒毛膜瘤、肺癌、鼻咽癌等有很好的疗效。而瞿麦味苦，性寒，有清热、利尿、破血通经之效，故能导热利水，宜于尿道热痛或见尿血之热重于湿者，故多重用至30g，适用于多种肿瘤，如膀胱癌、胃癌、食管癌、子宫癌及直肠癌等。若热痛明显者，加入红藤、败酱草；寒痛明显者，加入薏苡附子败酱散，还可重用忍冬藤100g，以治疗腹腔淋巴结肿大引起的右下腹疼痛；若疼痛伴大便秘结者，治以下瘀血汤；腹腔肿块较大者，可加用泽漆、龙葵、炒牵牛子。泽漆用量一般为30～50g。此外，徐师强调，肝、脾、肾居身体膈下，为三阴之地，沉寒故里之所。根据《伤寒论》原文："手足厥寒，脉细欲绝者，当归四逆汤主之。若其人内有久寒者，宜当归四逆加吴茱萸生姜汤。"徐师治疗腹部肿瘤，以寒痛明显，证属内有久寒者，重用吴茱萸、生姜，以温通经气，破冰解冻。

患者二诊时，症状显著好转，处方以原方加阿胶、天葵子、穿山甲。任脉总任一身之阴经，调节阴经气血。故三阴之为病，当加阿胶，以补任脉，调达阴经气血。任脉疾病，如甲状腺、肺、心脏、胃肠等部位发生问题，因其均在任脉经络循行上，故辨证辨病基础上，可加阿胶以充养任脉，调三阴经病证，此亦是徐师多年临证所得。

徐师认为中晚期肿瘤常有热毒，故加入清热解毒药物以控制肿瘤周围炎症，提高免疫力，防治肿瘤扩散。如二诊加入天葵子，即是取其清热解毒、消肿散结之用，亦是徐师辨证与辨病相结合指导用药的体现。

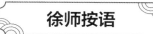

**徐师按语**

余从多年临床实践出发，总结出阴毒是五脏肿瘤的核心病机，其标象在于三焦，气血水逆乱。直肠肿瘤属六腑肿瘤之一，其本质为湿热壅滞，晚期常常并发转移，疼痛是首发症状。

仲景治痛法有四：第一，解表法；第二，攻下法；第三，和解法；第四，温阳止痛法。此类患者因腹腔淋巴的肿瘤压迫导致疼痛，以胁下偏痛作为主证，故选用大黄配附子，温下寒积，后期寒化当用鼠妇、羌活、三七、全蝎、蜈蚣等。肿瘤晚期，病邪常常进入三阴，而进入少阴最为常见，故常常出现少阴热化，热毒广泛转移，造成病情加重，此时当重用解毒以截断。

# 五、肺癌胸腔积液肝转移，经方合用除顽疾

## 诊治经过

辽宁省某市 58 岁的赵先生于半年前确诊为肺癌，还未理清头绪呢，很快就出现了肝转移，辗转各大医院，求医无数，对这个疾病了解愈多，愈发对生命的即将逝去产生恐惧。而伴随出现的胸闷、胸痛症状更是令赵先生苦不堪言，而且很快就出现了胸腔积液。为了治疗胸腔积液，缓解症状，赵先生的家人在得知辽宁中医药大学附属医院"岐黄撷英工程特聘教授"徐书老师在肿瘤方面治疗独到后，便赶忙前来就诊。

2019 年 12 月 21 日，赵先生在家人陪同下来诊时症见：胸闷，胸痛彻背，胸腔积液，胸腔积液抽吸后口干、口苦，舌红有齿痕苔白腻，脉浮弦紧。

徐师辨为太阳少阳夹瘀证，处方如下：

方一

瓜蒌 10g，薤白 10g，半夏 12g，桂枝 10g，丹参 20g，降香 10g，砂仁 10g，猪苓 15g，茯苓 30g，泽泻 10g，滑石 10g，阿胶 10g。

方二

旋覆花 10g，柴胡 10g，黄芩 9g，龙胆草 10g，牡蛎 30g，姜半夏 12g，茯苓 30g，薏苡仁 30g，橘红 10g，葶苈子 15g，赤芍 20g，丹参 20g，防己 7g，椒目 10g。

徐师嘱患者将方一和方二隔日交替服用。

服用了徐师的汤药一段时间后，赵先生不但胸腔积液渐消，胸闷、胸痛的症状亦显著缓解，令赵先生和家人更加惊喜的是：复查胸部 CT 时发现，肿瘤体积竟然也缩小了。1 个多月后，左肺上叶的肿瘤由 34mm×17mm 变为 29mm×17mm。一家人喜出望外，得之徐师 6 月再次来我院出诊，他便早早就挂了号。本次就诊，赵先生正处于靶向治疗中。此次其胸闷、胸痛症状时有发作，胸腔积液已基本消除，无口干苦等症，但出现了大便不成形、次数多的症状，另有腿疼、手麻。舌淡润，脉浮弦紧，左关弦滑。考虑腿疼、手麻系由放化疗不良反应引起，徐师给予处方如下：

乌梅 10g，细辛 3g，黄连 3g，黄柏 10g，黑顺片 10g，干姜 3g，炮姜 10g，当归 10g，龙骨 30g，牡蛎 30g，秦艽 6g，没药 3g，牛膝 9g，乌梢蛇 30g，天葵子 10g，天龙 10g，海浮石 15g，甘草 6g，赤石脂 30g，肉桂 3g。

15 剂，水煎服。

徐师对于赵先生的两次遣方用药，收到了令患者意外的良好效果。为了学习徐师治疗胸腔积液的临床经验及运用乌梅丸的临床经验，向徐师虚心请教之后总结如下。

## 徐师诊疗思路

徐师认为：治癌的中医疗法，总以"扶正祛邪"为基本原则。本病例属肺癌肝部转移，患者以消除胸腔积液为目的前来就诊。徐师先后选用瓜蒌薤白半夏汤、旋覆花汤、小柴胡汤、己椒苈黄丸、五苓散、乌梅丸等名方。

方一为徐师治疗胸腔积液常用方。一般认为，对于胸腔积液的治疗，应当首推医圣张仲景之十枣汤，但十枣汤乃属"虎狼之药"，药效峻烈，临床上众多医师由于缺乏经验，往往不敢应用。于是，普通医生对于胸腔积液便再无可应用的有效方剂，感到束手无策。见到徐师开出的两个治疗胸腔积液的方剂，笔者心中不免充满疑惑：上二方居然可以治疗胸腔积液？便虚心请教，经徐师答疑解惑后方知：关于胸腔积液，有外寒内饮的小青龙汤证，有水停中焦的苓桂术甘汤证，还有水蓄膀胱的五苓散证，上述经方均离不开桂枝，该药归属足太阳经，能够起到开太阳、通阳气的重要作用。方一正是针对水饮邪气聚于胸中、结在太阳的病机，运用桂枝以开太阳，诸药合用，给邪气以出路。且徐师在临证加减时均采用临床常用药物，疗效肯定。

方二为旋覆花汤、小柴胡汤、己椒苈黄丸等方的合方加减，意从少阳为枢机、三焦通调水道的角度来梳理胸腔积液。另外，己椒苈黄丸原方本来主要用于治疗肠道水饮，徐师经过多年的临床实践探索，将己椒苈黄丸引用到胸腔水饮的治疗中，亦取得良好的疗效。方一、方二两方交替，遵循因势利导的原则，让邪气、水饮从太阳、少阳、三焦来解，所以才取得了立竿见影的疗效。

经过上述二方的治疗后，患者的胸腔积液基本消除，又为何改为乌梅丸来治疗？徐师依据《伤寒论》六经辨证运用治疗寒热错杂证的乌梅丸在本病例中更可谓切中病机，桴鼓相应。据徐师经验，由于患者经历过放、化疗，往往伤及脾胃、肝肾，此患者出现了手足麻木等症状。肝藏血主筋，可见病位主要在肝。对此，徐师活用乌梅丸来治疗。徐师多年临证发现，由于放、化疗引起的眩晕、胃痛、胃胀、腹泻等症状，在辨证论治的基础上，若符合寒热错杂的病机，则都可以采用乌梅丸来治疗。

徐师辨治癌症时，运用六经辨证，实证求之于少阳，虚证求之于厥阴。病至厥阴，则肝木失调，心包也受邪犯，相火上炎为热，心火不能下达为寒，所以有上热下寒；在正邪交争中，阳盛阴衰则热多寒少；阴盛阳衰则寒多热少，所以有厥逆胜复。病邪内陷，气血紊乱，阴阳不能顺接，所以有各种厥逆证。肝为足厥阴经，乌梅丸是《伤寒论》厥阴病主方。中医理论中，肝通于三焦，故产生广泛病变。而厥阴篇中只限于肝阳虚弱而产生的寒热错杂之病变，实为肝病的一小部分，并非肝病之全部。如肝热生风，内窜心包，下及肾水，入营入血及真阴耗竭等，皆未论及。凡肝阳虚弱、寒热错杂而产生的各项功能失常，皆可用乌梅丸为主治之，因而大大扩展了乌梅丸的应用范围。

肺癌患者极易出现脑转移。本病例中，患者出现了肺癌的肝转移，且胸有紧闷感与脉象紧相呼应。处方用乌梅丸，既能治肝，又能治肺，还能预防脑部转移。另外，据徐师临证经验，肺癌脑转移治疗效果尚可，而垂体瘤效果不佳，肿瘤患者长期用放化疗后再用中药效果差。

肿瘤患者症状表现多样化，病机复杂，临证时需要切中病机，"谨守阴阳所在而调之"，方会收到良好的效果。

## 徐师按语

气化为水，表现状态如雾、如枢、如渎，此为水在上、中、下三焦的正常状态。当外邪与痰水相互勾结，结于胸则为胸水。肺癌胸腔积液实属水漫高原，治疗起来比较棘手。余根据多年临床实践，总结出瓜蒌薤白桂枝汤合用丹参饮、猪苓汤，可去胸中结气，如证急者当用变通十枣汤急下水饮，方药如下：甘遂10g，大戟10g，芫花10g，肥大枣40枚同煎一小时，弃之药渣，留枣肉。服用方法：每日早上空腹服一枚大枣，以泻下为度，以小米粥为养。

跟诊同学问余，此患者为何要二方同时用，有何深意？余之体会痰饮之变，可上可下，可内可外，针对这种情况，当以游击战法，各个击破，故以二方攻之。

# 六、异病同治是根本，活用古方消胸水

## 诊治经过

2020 年 8 月末来诊的老年女性王某，平时身体硬朗，这两个月突然出现咳嗽症状，起初患者以为感冒并未在意，再加上疫情原因不愿去医院就医。就这样一个月过去了，患者的咳嗽并未减轻，反而逐渐加重，又出现了胸闷气短等症状，这才在家人的陪同下到医院就诊。结果令家人大吃一惊：影像检查肺 CT 提示双侧血性胸腔积液，性质待定。想到老人的生命步入倒计时，家人都很难过，大家商量后决定暂时不把病情告诉患者，但是治疗不能耽误。家人四处求医，医生的意见是一致的，无法进行手术治疗，只能尝试靶向药物及中医诊疗。就这样，经人介绍，王某慕名来到徐师诊室。

刻诊时症见：咳嗽，无痰，喘息，气短憋闷，活动后症状加重，乏力，纳差。舌胖淡，裂纹，少苔，右脉沉细弦，左脉弱。肺 CT 提示：双侧胸腔积液（血性），嘱其复查胸腔积液。

徐师辨为少阴热化证，用方如下：

红参 10g，麦冬 10g，五味子 10g，当归 10g，熟地黄 60g，牛膝 9g，制附子 7g，沉香 5g，肉桂 3g，磁石 30g，槟榔 10g，薄荷 6g，蝉蜕 10g，僵蚕 10g，防风 6g，平地木 15g，地龙 10g，甘草 6g，谷芽 15g，麦芽 15g。

14 剂，水煎服。

患者服药后两周，自觉喘息气短症状减轻，咳嗽好转，但食欲差、反酸，并时有心悸，伴有口腔溃疡。2020 年 9 月 21 日复查肺 CT 提示：双侧胸腔积液消失。

1 个月后徐师再次来诊，患者脉弦略滑。予调整处方：

甘草 12g，黄连 6g，黄芩 9g，姜半夏 12g，干姜 3g，生石膏 30g，生地黄 15g，竹叶 10g，乌梢蛇 10g，人中白 10g，蒲公英 20g，牡蛎 30g，红参 10g，琥珀 5g，谷芽 10g，麦芽 10g。

14 剂，水煎服。

## 徐师诊疗思路

该患者初诊时，徐师运用古方全真一气汤加减来治疗。徐师遵古却不泥于古，活用全真一气汤，认为该方可以肺肾同治，现在很多肺系疾病，无论慢性支气管炎、肺气肿，还是肺癌晚期，都是由肺损肾，先伤肾气，再伤肾阳，然后伤及肾阴，最后伤至肾精。人身"全此一点真阴真阳，镇纳丹田，以为保生之计而已"。此方原来主治上喘下泻，上热下虚，阴液耗伤，虚阳外越之证。徐师临床广泛应用，不只局限于肺系疾病，对于诸虚劳损、肾脏疾病晚期等均用此方。该方结构组成主要为生脉饮和四逆汤。其中生脉饮可以治上补肺，四逆汤固下疗肾，加当归、熟地黄，以填补肾精。此方既补气又补阴，既可温阳又能温补肾精，气血精同调。方中红参是人参的熟制品，除具有补元气、补脾肺、生津安神的作用外，其药性更温，功效更强，更长于大补元气、回阳救逆、益气摄血。

全真一气汤为治虚之典范，历代医家之经验"水不足者有六味，火不足者有八味，气不足者有四君，血不足者有四物，心脾不足者有补中、归脾"，然"独脾肾不足，心肺之火宜抑，而肝肾之阳宜温，实无其药"。遂根据"阴平阳秘，精神乃治，阴阳离决，精气乃绝"的原则，在肾气丸基础上化裁，在温补的同时注重滋阴，弥补了其不足。针对于此，创立全真一气汤。该方正所谓"功在于一派滋养阴液之中，得参、附气化，脾上能散精于肺，下能疏精于肾，且附子得牛膝引火下行，不为食气之壮火，而为生气之少火，大有云腾致雨之妙，故救阴最速"。而徐师充分运用了该方的这一作用，在冬季膏方中使用其的频率也很高。

患者服药后喘息气短症状有所减轻，咳嗽好转，但仍有食欲差，反酸，心悸，并出现口腔溃疡。徐师并未在原方上进行加减，而是抓其主症，果断调整思路，选择了甘草泻心汤加减治疗。

甘草泻心汤加减是徐师治疗急性口疮的常用方。徐师认为：口腔溃疡病位在心，根据《黄帝内经》病机十九条"诸痛痒疮，皆属于心"之理，取甘草泻心汤重在清心火，疗疮疡。另外，后世医家对于口疮的治疗常用导赤散，其核心药物为生地黄配竹叶给邪气以出路。石膏一药，如我们熟知的白虎汤，取之君药。徐师经验，石膏既能清热，又能解凝敛疮，故一并使用。此方不仅对口疮有效，对急性湿疹也有非常好的疗效。一些患者，还可以加用口疮特效药人中白，因其具有清热、降火、消瘀作用。

师者，传道授业解惑也。古人云："听君一席话，胜读十年书。"我们不禁肃然起敬，感慨：中医学习之路，学无止境！

## 徐师按语

肺部肿瘤，由实到虚，晚期常常见到舌红少苔，伴随胸水，脉诊往往见到沉细脉。随着病邪的深入，脉象由沉细变为寸关浮大、尺弱，此时治疗非常棘手。余根据古人"久病必肾""万病不治，求治于肾"之理，舌红少苔者当求治于肾阴，其根在于肾精，故选用大量熟地黄 60～120g 来填补肾精以求金水互生之效。

六、异病同治是根本，活用古方消胸水

# 七、从京追随至沈城，妙用古方强腰肾

## 诊治经过

有位来自黑龙江的 55 岁郭姓男士，以"腰酸乏力 5 年余，伴眼睑浮肿两个月"再次来诊。患者 5 年前被诊断为慢性肾小球肾炎、慢性肾功能不全，肌酐持续升高。5 年来间断服用海昆肾喜胶囊、百令胶囊、尿毒清胶囊。2019 年 12 月 26 日曾在北京中医药大学国医堂中医门诊部找过徐师诊疗，并口服 3 个月中药，当时患者自觉身体沉重不适，腰部酸痛，大便偏干，夜寐略差。舌质淡胖，脉细弦。服用汤药后患者不适症状好转，自觉全身轻松，无沉重感，肌酐有所下降，3 月 22 日复查数值为 179mmol/L。由于客观原因，郭先生未能接续服药。徐师当即给予处方如下：

生地黄 15g，熟地黄 15g，山茱萸 15g，生山药 15g，茯苓 30g，牡丹皮 10g，泽泻 10g，穿山甲 5g，土茯苓 100g，积雪草 50g，大黄 10g，夏枯草 15g，蒲公英 30g，酸枣仁 30g，丹参 20g，橘红 10g，海浮石 15g。

15 剂，水煎服。

服药后郭先生复查了肌酐，发现其数值又降低了，为 154mmol/L。

他很高兴，得知徐师 6 月在辽宁出诊的消息，便从黑龙江赶到了沈阳诊治。6 月 30 日郭先生来诊。

刻诊时症见：周身沉重症状改善，但眼皮肿，晨起明显，畏寒，后半夜眠差，大便黏腻不爽。舌淡胖，脉浮细弦紧。徐师在原方基础上，略有变动，处方如下：

麻黄 3g，附子 7g，细辛 3g，生地黄 15g，熟地黄 15g，牡丹皮 10g，泽泻 10g，丹参 20g，六月雪 10g，穿山甲 10g，杜仲 10g，侧柏叶 10g，蝉蜕 10g，土鳖虫 10g，大黄 10g，当归 10g，黄芪 30g，茜草 30g，白茅根 30g，玉米须 15g。

15 剂，水煎服。

嘱咐其服药期间禁止性生活，注意保暖，防止感冒。药后患者水肿消失，睡眠明显好转，舌淡胖，脉较前有力。故仍以六味地黄丸巩固之。

## 徐师诊疗思路

徐师认为：患者系慢性肾小球肾炎，未能正规治疗，已发展至慢性肾衰阶段，正气已伤，其基本病机为肾气亏虚。肾气虚衰，气化功能失常，津液失于输布，滞留日久生湿化邪，蕴生浊毒。痰湿、湿热、浊毒等病邪蕴结可导致血液循环障碍从而形成瘀血，使得三焦枢机不利，邪不得出。湿邪、浊毒、瘀血留存体内成为本病之标，也是本病的关键所在。疾病过程中产生的瘀血、痰湿、湿热、浊毒等又可阻碍气血的生成，形成邪愈实而正愈虚的恶性循环。

肾功能衰竭早期阶段，病机以肾气亏虚为主，湿热为标。补肾与清利湿热相互矛盾，此时为何选用六味地黄丸而不选用金匮肾气丸？原因在于慢性肾功能不全晚期，脏腑也是处于非常娇嫩薄弱的状况，且补肾之药大都滋腻，恐其留邪碍湿，而清利湿热大都伤肾，因此选用六味地黄丸平补平泻，不选用金匮肾气丸；因附子、肉桂燥热，可加重湿热。后期阶段，肾阴阳两虚，则加附子、肉桂成金匮肾气丸，取阴中求阳，水中补火之意，使阳得阴助而生化无穷。中后期阶段，肾气亏虚，开阖失司，津液代谢失常，湿浊溺毒滞留不得出，造成邪愈甚正愈虚的病势。辨治时在补益正气的基础上，重在祛湿化浊，化瘀通络治其标。故可以把六味地黄丸作为慢性肾功能衰竭的基础方。在治疗肾病之时，徐师提出"专病专药画龙点睛"的思想，运用积雪草、土茯苓、绿豆衣降低肌酐、尿素氮等指标。其中，解梅毒、清血中热毒、解肾中之毒，首选土茯苓；次选积雪草，积雪草味苦辛、性凉，入肝、胆、膀胱经，既能清热解毒，又能利湿通淋。此外，可加大黄；泄热通便，给邪气以出路；有时还可加用海藻、昆布、丹参以软坚散结。慢性肾功能衰竭为病久、邪深、伤肾之痼疾，浊毒瘀血深入肾络及周身络脉，因此徐师还常用穿山甲、土鳖虫、蝉蜕等虫类药入络搜剔，使得浊瘀逐则肾络通，邪实去则正得安。此外，虫类药乃血肉有情之品，可以补肾、降蛋白尿，既可祛风，又能散结。

此后患者症状发生改变，徐师考虑该患为少阴水气上犯，少阴与太阳相互表里，少阴先虚，太阳之邪往往内陷，犹如一幢房子，门窗损坏，邪气进入体内无法排出，邪气日久化热，湿热留恋经络所致。

故用麻黄附子细辛汤开太阳之门，鼓少阳之气，在此基础上加六月雪、蝉蜕以疏风解表，同时兼清热利湿、通经活络。另外考虑慢性肾功能衰竭后期，易合并肾性贫血，故合用当归补血汤。患者眼皮浮肿，此处并未选择泽泻，因为泽泻对肾功能有影响，而是选择白茅根、玉米须甘平淡渗之品，以利湿清热。

## 徐师按语

余临证以来一直在思考肾炎、尿毒症的治疗方法。尿毒症是由于肾脏不能正常排出毒素，而造成毒素的潴留。病位在少阴，往往又合并外感，形成太少两感之证。此病常常造成两个极端，表现形式为热化和寒化。风为百病之长，风邪与湿邪相杂，往往形成瘀血，所以风、湿、瘀贯穿其中。根据阴阳互根的理论，"阳主开，阴主藏"，阳衰不开，不开则不能排泄。阴阳互根，阳损必然导致阴伤，而阴主藏精，阳虚不能气化，阴精不能收藏而下漏致蛋白大量排出，所以治疗尿毒症第一步应该认识到肾阴肾阳皆亏损，在治疗上应该峻补肾阳扶其功能，解除危机，峻补肾阴助其功能修复，精藏则正复。

（一）峻补阴阳

阴损阳伤是尿毒症的病理基础，特别是尿毒症晚期，肾阴耗竭，肾阳衰微，峻补阴阳可获良效。故峻补阴阳也为治本之法。

（二）温阳健脾

慢性肾炎发展到尿毒症，肾阳不开，脾阳不振，所以温补脾阳是治疗尿毒症的重要方法之一。

（三）补养气血

尿毒症阶段，肾性贫血非常严重，主要由于大量蛋白丢失，气阴亏损，贫血貌患者往往乏力明显，肾精亏损，无不导致肾气虚损，所以在治疗中既要补气又要补血，当归补血汤是非常好的选择。

（四）分清邪之所胜

风邪、湿邪、瘀邪、热邪，孰轻孰重，肾气与邪气的关系，到底是以补为主，还是以泻为主，需要我们深入去思考。

（五）祛邪务净

肾炎尿毒症阶段，外感不断，当以截断。截断方有小柴胡汤、荆防败毒散、栀子豉汤、银翘散、大柴胡汤等。

# 八、鼓胀贼邪腹中水，古方适时消除去

## 诊治经过

69 岁的胡姓老年患者有着 5 年肝硬化病史，病情一直尚平稳，最近半年来突发腹胀，继之下肢水肿，在多家医院诊断为肝硬化腹水。通过朋友介绍，来北京中医药大学国医堂中医门诊部找徐师诊疗，腹水消去大半。今年 3 月还专程到无锡感谢。听说 6 月徐师恢复沈阳出诊，就从山西一路北上。恰巧这次由于外感风寒，腹胀加重。老汉自述几次服汤药后腹胀明显减轻，现无特殊不适症状，只是大便不成形。舌暗，苔黄腻，上有裂纹，脉沉。肝胆脾彩超提示腹腔积液。

徐师辨为太阳太阴少阴合病，处方如下：

桂枝 10g，麻黄 3g，黑顺片 10g，细辛 3g，防己 7g，大腹皮 60g，藿香 10g，丹参 20g，石见穿 15g，杏仁 10g，白豆蔻 10g，薏苡仁 30g，槟榔 10g，金银花 30g，血竭 5g，土鳖虫 10g，蝉蜕 10g，海马 10g，枳壳 15g，白术 100g。

15 剂，水煎服。

徐师开出处方后，着重跟患者强调了一定要避免外感等因素，否则容易导致病情反复，迁延不愈。正如《素问·上古天真论》所言，要做到"虚邪贼风，避之有时，食饮有节，起居有常"。另外，在饮食方面可予赤小豆 2 两、鲫鱼 1 条的食疗方煮汤。

后来这位山西老人又在无锡复诊过几次，10 月，老人的儿子兴奋地给徐师发来彩超结果，其父的腹水在坚持服用汤药的作用下神奇地消失了。

## 徐师诊疗思路

针对本病例，徐师继承医圣张仲景在《金匮要略》中治疗水气病的思想，选用桂枝去芍药加麻黄附子细辛汤合枳术汤以"转大气"，再合三仁汤加味以及饮食调护的方法。

徐师认为，腹水的产生是由于肝、脾、肾三脏俱虚，中气衰微引起的。《金匮要略》提出"大气一转，其气乃散"的治则。关于此大气，历代医家争论不休，徐师认为此大气即为元气，元气为中气与宗气的根，当大气衰竭，则水邪漫溢。关于大气、中气与水的相互关系，徐师总结言："鼓胀者，乃中气之败也。"肺主气，肾主水，人身中半以上为阳，是为气分；中半以下为阴，是为水分。气盛于上，水盛于下。而气降则生水，水升则化气，阴阳互根，气水循环，究其转运之枢，全在中气。中气一败，则气不化水，而抑郁于下，是谓气鼓；水不化气而泛滥于上，是为水胀。《灵枢·营卫生会》云："上焦如雾，中焦如沤，下焦如渎。"三焦主气血水，根在中焦。

同时徐师提出了"升大气，降逆气"是治疗腹水的根本大法。针对本病例，徐师谨守"斡旋气机"的治疗原则，选用桂枝去芍药加麻黄附子细辛汤合枳术汤以治阳虚饮结寒凝；合用三仁汤，妙在除三焦之水。

　　"大气"是气机正常流动的一种状态，盖中焦为一身气机之枢纽，以心下痞坚为主症。若属脾虚气滞者，以枳术汤行气健脾以开枢机；气机阻滞甚者，以桂枝去芍药汤开肺气之闭，麻黄细辛附子汤温肾之能于下，若三脏症状皆备，则宜三方合方。如此可谓转"大气"之法。"转大气"之法非独指宗气，五脏之气机皆在此列，若广而言之"一身之气机皆在此列"，人身以肺、脾、肾为气机之重要脏腑，而鼓胀病的关键病位亦为肝、脾、肾。"大气一转，其气乃散"，不仅是治疗水肿病的原则，也可以是阴寒之邪引起的各种水、湿、痰等内科杂病的治疗原则，徐师正是在此基础上灵活运用，方能在本病例上取得良好的疗效。

　　正因为三仁汤具有宣上、畅中、渗下，三焦分消的特点，其在本病案中起着给水邪以出路的重要作用。本病例中，徐师在三仁汤的基础上加大腹皮、槟榔、防己等药物以加强利水逐饮之力，并且重用白术培土制水；加入土鳖虫等虫类药物以通络，目的亦是增强利水的疗效；此外，在此基础上运用海马以壮阳，用槟榔、金银花治疗腹水，亦为徐师独到的见解。但需注意的是，使用祛邪之剂时要防止伤正，只能衰其大半而不可过，过则伤正，在放射治疗或化学治疗时也应如此，缓缓图之，最大限度地延长患者生存期，减少痛苦，提高生存率和生存质量。

## 徐师按语

　　传统中医很早就提出了四大绝症之说，分别是风、痨、鼓、膈，

八、鼓胀贼邪腹中水，古方适时消除去

这四种病症类似于现在的中风、肺结核、肝硬化、食道癌。而对于肝硬化腹水来说，古今医家皆有不同的经验，也有一定的疗效。余研习中医三十年，曾用数法求治于腹水，皆疗效欠佳。乃勤求古训，求治于仲景，用升大气法打开腹水之门，为数十位患者解除了病痛。

鼓胀可分为阳水、阴水两种。《素问·病机十九条》云："诸胀腹大，皆属于热……诸病有声，鼓之如鼓，皆属于热……诸转反戾，水液浑浊，皆属于热……"《素问·至真要大论》云："诸病水液，澄澈清冷，皆属于寒。"

大腹膨胀如鼓，是肝硬化有腹水的主要证候。余总结：第一，以症状来分，可分为阳水、阴水。阳水者，大腹鼓胀，口干苦，小便赤黄而少；阴水者，口不干苦，下肢发凉，小便清长，大便稀溏。第二，以脉证论，脉象数大有力为阳，沉迟兼弱为阴。

桂枝去芍加麻附细重在温少阴之本，开启太阳之门，气血流通，腹水自除。枳术汤妙在培补中焦脾土之水，大量白术以补充白蛋白。

另外，大气之义，古今医家论述颇多，有的认为是中气，其代表性医家如张锡纯，认为是胸中之气，元气是其根。余效之，从气入手，腹水消除之后当填补肾精为善。

# 九、经方龙头消指标，专病专药是关键

牛某，中青年女性，职场精英。平日的繁忙工作，让牛女士几乎顾不上自己的身体。在 2019 年 4 月的一次体检中，牛女士为自己选择了女性健康套餐，结果发现自己 CA724 升高，达到 85.62U/mL，超过正常数值十余倍。她很紧张，多处打听，通过网络以及向医生朋友咨询，得知这项肿瘤标志物与消化系统恶性肿瘤（尤其是胃癌）以及卵巢的恶性肿瘤的发生密切相关后，她毫不犹豫地做了胃镜和妇科彩超，均未见异常。但牛女士并未放松警惕，仍奔走求医。然而，对于这种单纯的肿瘤指标增高，没有发现明确或者微小病灶，除了改变生活方式，西医学并无很好的治疗方法。于是她积极改变自己的生活模式，自我减压，纠正饮食的不良习惯。3 个月后复查该项指标为 20.16U/mL，看到指标的下降，她松了一口气。女强人就是女强人，病理指标下降后，牛女士又重新投入到紧张的工作中，完全忘记了"医嘱"定期复查。2020 年 6 月末，她才想起自己的身体，于是又一次复查了该项指标，检查结果令她担忧，CA724 升高到 106.5U/mL。牛女士心急如焚，同时，仔细回想自己身体的不适——胃胀，口干苦，下肢凉，畏风，她决定运用中医药战胜升高的肿瘤标记物。通过朋友的介绍，牛女士找到了徐书老师。结合症状，以及舌质淡，苔薄腻，左关弱，右关弦滑，徐师辨为厥阴热化证，给出处方如下：

当归 10g，黄芪 30g，黄连 9g，黄芩 6g，黄柏 10g，生地黄 15g，熟地黄 15g，枳壳 15g，木香 10g，半枝莲 30g，半边莲 30g，蒲公英 20g，牡蛎 30g，羚羊角粉 1g，配合雷丸口服。

20 剂，水煎服。

同时嘱其忌口，不食用猪肉、鸡肉、鸡蛋，不饮酒，禁房事。

从 2020 年 7 月 1 日起，牛女士开始服用汤药，同时严格地按照徐老师的医嘱执行，饮食、生活都很规律。1 周后再次复查肿瘤指标 CA724 数值为 47.91U/mL。牛女士非常惊讶，肿瘤指标怎么会在这么短的时间内大幅度下降呢？中医不是慢郎中吗？2020 年 7 月 31 日，服药一个月的牛女士再次复诊，此时她口干苦的症状全部消失，仍有下肢冷。舌质淡，苔薄腻，左关弱。徐师辨为厥阴病，给予调整处方：

乌梅 10g，细辛 5g，肉桂 3g，黄连 6g，黄柏 9g，当归 10g，红参 10g，干姜 3g，制附子 10g，乌梢蛇 30g，土鳖虫 10g，水蛭 5g，枳壳 10g，竹茹 15g，西黄丸、雷丸同服。

40 剂，水煎服。

连续服用两个月以后，再次复查肿瘤标记物，检查结果显示已正常。

## 徐师诊疗思路

这个病例的治疗是成功的，它的成功在于：

第一，在短短 1 周内，肿瘤指标下降大于 50%。

第二，这样对健康有很大风险而西医又无法解决的棘手问题，单纯中药介入，可奏奇效。

第三，肿瘤指标下降的同时减轻了患者身体上的不适和心理上的压力。

但是，徐师对于患者治疗的思路，随诊人员还是摸不着头绪，尤其首诊时，应用当归六黄汤加减治疗，独辟蹊径，收效显著。我们一起了解一下当归六黄汤之义：

当归六黄汤一方出自《兰室秘藏》，为"盗汗之圣药"，药物组成有当归、黄芪、黄芩、黄连、黄柏、生地黄、熟地黄。《医宗金鉴·删补名医方论》云："用当归以养液，二地以滋阴，令阴液得其养也。用黄芩泻上焦火，黄连泻中焦火，黄柏泻下焦火，令三火得其平也。又于诸寒药中加黄芪，庸者不知，以为赘品，且谓阳盛者不宜，抑知其妙义正在于斯！盖阳争于阴，汗出营虚，则卫亦随之而虚。故倍加黄芪者，一以完已虚之表，一以固未定之阴。"

现代中医把当归六黄汤定格为专治盗汗的经典方。而徐师活用其方治疗肿瘤指标物升高，抓住其口干苦、苔薄腻、右脉弦滑等主症，考虑患者存在口干苦为病情进展期，病在少阳、少阴。因少阳相火旺盛，火木自焚，热毒伤血分，少阴肾先虚，木火燉起所致，这也是急

九、经方龙头消指标，专病专药是关键

需解决的问题。以滋补少阴肾水，潜降少阳相火，直捣病所，收效显著。想起张仲景在使用小柴胡汤时提出"但见一证便是，不必悉具"，这正是中医治疗疾病时辨证与辨病相结合的依据，对于当归六黄汤的临床应用也可以遵循这一规则，灵活应用，谨守病机，不必拘泥于诸多症状。

徐师对于该患是这样理解的，患者左脉弱，右关弦滑，左脉弱为阴不足，在此基础上出现郁热，故用"三黄"治疗。另外，徐师在治疗此类疾病中，常配伍半枝莲、半边莲，可起到内清热毒、利水消肿之功效，常用于腹腔肿瘤。半边莲利水作用显著而药力持久，常用剂量为 30～60g，半枝莲抗毒的常用量为 15～30g。蒲公英有清热解毒、消肿散结、利尿通淋的功效，牡蛎可平肝潜阳、软坚散结，二者共用有软坚散结之功效。徐师在临床中体会：这两组药对同用有抗癌作用，有利于降低活跃的肿瘤指标。

雷丸苦寒，有小毒，归胃、大肠经。能杀虫，具有抗癌、杀伤癌细胞之功，还能提高机体免疫功能。徐师在临床中应用雷丸配合汤药治疗恶性肿瘤，尤其是对于降低肿瘤标记物，常取佳效。

徐师善用西黄丸治疗肺癌、乳腺癌，配合中药有佳效。西黄丸出自清代王洪绪《外科证治全生集》，药物组成有牛黄、麝香、乳香（醋制）、没药（醋制），功效清热解毒、消肿散结，主治热毒壅结所致痈疽疔毒、瘰疬、流注、癌肿。西黄丸中牛黄清热解毒，化痰散结；麝香辛香走窜，活血散结，通经活络。两药一寒一温，合而用之，使牛黄得麝香之辛窜，则化痰之力尤著；麝香得牛黄之寒凉，则辛窜而无助热之虑，二药合用，相得益彰，故化痰、解毒、散结效著。加之乳香、没药活血散瘀、消肿止痛，全方配伍既能清热解毒以消痰火，又能活血化瘀以消肿止痛，故西黄丸整个组方符合中医治疗肿瘤的基本原则。

对于疑难病，徐师在诊疗中经常多组配伍，多药并用，百花齐放，增加疗效。

患者在复诊时，四诊合参，但仍左脉弱，故改用乌梅丸。关于徐师对于乌梅丸的应用，将在其专门医案中详细论述。

## 徐师按语

西医学的健康体检、广泛筛查对早期肿瘤的早发现、早治疗有非常积极的意义。针对肿瘤指标高，如铁蛋白高、CA199 高、癌胚抗原高、甲胎蛋白高，余之经验如下：

1. 单纯的一项肿瘤指标高，不能完全诊断为肿瘤。

2. 单纯的肿瘤指标升高，不超过 1 倍以上的可以半年复查一次。

3. 两个或两个以上肿瘤指标升高的，基本考虑肿瘤。在中药治疗的同时，建议进一步复查。

4. 如果多个肿瘤指标大于 100 标准单位以上，建议中西医结合治疗。

余治疗肿瘤高指标经验如下：

1. 以经方作为龙头，有表证的解表，有里证的攻里，比如大柴胡汤、小青龙汤、半夏泻心汤皆可降肿瘤指标，寒热错杂者选用当归六黄汤、乌梅丸。

2.有痰的化痰，有瘀的化瘀。

3.专病专药。

（1）清热解毒法：可加龙葵、白英、半枝莲、半边莲、蚤休、水杨梅。

（2）活血软坚法：可加丹参、当归、川芎、桃仁。

（3）以毒攻毒法：可加全蝎、蜈蚣、水蛭、虻虫、土鳖虫、蕲蛇。

（4）金石法：可加牛黄、硫黄、青礞石、龙骨、牡蛎。

（5）化痰散结法：可加南星、半夏。

（6）寒热同用法：此为仲景之妙法，比如黄连配干姜、附子配黄连，其义在于相反相激，再义在于相互制约之性。

这是余从大量临床中总结的"三辨六法"，是治疗肿瘤的根本大法。

# 十、肝癌转移肺相侮，肿瘤发热一招除

这是一位苍老的 65 岁男性患者，炎炎夏日在儿女的陪同下来诊，满怀希望地走进诊室。诊间可见老人身穿棉衣，脸色暗黄，颧骨外露，女儿特意提前进来嘱咐我们不要让老人知道病情，怕其承受不了，精神崩溃。原来老人现在已经是肝癌晚期，并伴有腹水、肺转移，右上腹胀痛难忍 2 个月了，间断发热，最高 39℃。当徐师问到患者现在感觉如何时，老人掀开自己的衣服，指着鼓胀的肚子诉苦，原来老人有肝炎病史 20 年，后出现肝硬化，最近半年来突然出现腹胀如鼓，发热，腹痛，腹胀难忍，口干，消瘦，便溏，少气懒言，胸闷。老人说现在活着太受罪了，不能活动，吃不下饭，特别难熬的是晚上，几乎成宿地睡不着觉，生不如死。徐师道："老人家，不要紧的，好好吃药会有好转的。"

徐师察色按脉，脉左关弦细数，右寸关沉弱，舌苔薄黄腻。徐师辨为太阳少阳少阴合病，当即处方：

天花粉 24g，黄芩 9g，牡蛎 30g，桂枝 10g，干姜 3g，柴胡 24g，麻黄 3g，细辛 3g，制附子 10g，半枝莲 50g，苦参 6g，生石膏 50g，龙葵 30g，三叶青 20g，海浮石 15g，龙胆草 10g，鱼腥草 20g，丹参 20g，白英 20g，甘草 7g。

7 剂，水煎服。

家属扶着患者走出诊室后，徐师告诉跟诊的学生："虽然患者病入膏肓，但我们要给患者信心，减少痛苦，提高生存质量是晚期肿瘤治疗的关键。"

药后 1 周，患者的女儿微信联系徐师，很是欣慰，说其父在服药的第三天就退热了。徐师并未掉以轻心，耐心地根据其拍过来的舌象调方，并反复叮嘱其关注患者的腹水情况，并预判患者的发热还会反复。初秋，患者再次出现发热，徐师多次对其远程诊疗，对方药适当加减，使患者体温一直控制在 37.2℃左右，腹痛、腹胀皆明显好转，提高了患者的生活质量。可惜后期受客观原因影响，患者未能前来就诊。

## 徐师诊疗思路

发热是肿瘤晚期最常见的证候，疼痛是代表病情恶化的一个指征。本例患者病情复杂，既有发热，又有腹痛、腹水，治疗两难。徐师抓住脉诊，果断用药，一击即中，不但治好了发热，而且改善了症状，虽然没有彻底治愈疾病，但对于病入膏肓的患者无疑是雪中送炭。徐师常说肿瘤虽不是不治之症，但属于难治之疾，早期切入非常重要，可以截断或延缓病情发展。

徐师治疗肝癌之经验，根据"实则少阳，虚则厥阴"的原则来决定，主要依据脉沉取有力或者无力。若沉取有力、弦滑考虑在少阳，以小柴胡汤、柴胡桂枝干姜汤、大柴胡汤为主；若在厥阴，则考虑乌梅丸或者当归四逆汤。且临床以"合病""并病"为多见，如少阳太阴合病，少阳少阴合病，少阳夹瘀，把握这个标准，治病就会事半功倍。

本案是肝癌肺转移，肝癌可以通过血运转移，转移到肺，引起相应的症状。中医认为肝癌肺转移是肝脏邪实，肺金本体不足，五行相侮，肝木反侮肺金所致。肝癌肺转移（肝传肺）为相侮，属于逆传。"我克来，微邪轻；克我来，贼邪深"，意思是说逆传比顺传更严重，即肝癌转移肺病情较严重。徐师四诊合参，应用柴胡桂枝干姜汤合麻黄附子细辛汤加减，专病专药治疗本证患者。患者肝癌，归属中医积聚范畴，肝络瘀滞不通，肝体失却柔润，疏泄失职，肝郁而化热，热蕴三焦少阳，则间断不定时发热。消瘦、少气懒言皆为太阴亏虚之象，本证基础为少阳太阴合病，应用柴胡桂枝干姜汤恰合病机。

肝癌之肺转移，徐师辨为太少两感，应用麻黄附子细辛汤温阳化气，透邪外出。麻黄附子细辛汤出自《伤寒论》："少阴病，始得之，反发热脉沉者，麻黄附子细辛汤主之。"主治素体阳虚，外感风寒，无汗恶寒，发热蜷卧，苔白，脉反沉者。徐师善用此方发挥应用，肝癌肺转移，虽无外感之因，但用其助阳透表之法，宣透贼邪外出。方中麻黄可辛温透邪，附子温经助阳，以鼓邪外出，良药相合，温散寒邪而恢复阳气，共为主药；细辛内散少阴之寒，水寒则木郁，既能助麻黄辛温透表，又助附子温经散寒。三药合用，补散兼施，可使邪从表透发，又可因护其阳，使里寒为之散逐，共奏助阳透邪之功。

徐师临床应用专病专药画龙点睛，治疗肝癌常用半枝莲、苦参、三叶青、龙胆草。半枝莲味辛而散，性平偏凉，能清解，能渗利，内清热毒，利水消肿，徐师常用于治疗鼻腔癌、肝癌、腹水、肾癌，疗效颇佳。三叶青清热解毒，祛风化痰，活血止痛。

在肺癌的治疗上，徐师有其独到见解。他认为仲景所言的肺痿、肺痈与肺癌的症状很相似，小细胞癌或鳞状癌按肺痈处理，疾病后期按肺痿治疗，临床常用白英、龙葵、金荞麦等专病专药清热解毒。徐师主张此类药物鲜品最佳，因其含有的生物活性较多，抗癌效果好，可榨汁服用。

肝癌肺转移因其为五行相侮，病势为逆传入肺中，肺为华盖，在五脏六腑之上，更易转移，且难以控制，易顺传于肾，发生骨转移，故以中医"治未病"思想为指导，当先安未受邪之地。

徐师对于肿瘤发热患者亦有自己的观点。他认为，肿瘤特别是中晚期肿瘤一般是邪气内陷到少阴或者厥阴，少阴与太阳相表里，少阴邪气要出表，出于太阳，往往这种发热，既有像太阳表证的发热恶寒证候，又有邪气内陷、正气比较衰弱的表现，一般应用麻黄附子细辛汤；邪气如果内陷厥阴，厥阴与少阳相表里往往伴有口干、口苦、午后发热的证候，所以我们在治疗时要因势利导，让邪气从太阳、少阳机转而出。

经过徐师的精准调整处方，控制了患者的病情，患者和家属心里得到了些许的安慰，脸上露出了久违的笑容。

## 徐师按语

仲景的六经辨证是解决疑难病的金钥匙。六经当中有两扇门，一是少阳之门，二是少阴之门。开少阳之门可以驱邪外出，可以截断；开少阴之门可以阳光普照，阴霾自散。

肿瘤引起的发热，一般有两种情况：一种是肿瘤的坏死组织进入血液引起的发热；另外一种则是患者外感寒邪，内外合邪引起的发热。

从中医角度来讲，肿瘤发热可以因势利导，引邪外出。此例患者是肝癌晚期，大量腹水，正气已衰，病邪内陷至少阳少阴厥阴，若正气来复，病邪可从少阳解出，故选用柴胡桂枝干姜汤合用麻黄附子细辛汤。

余之经验：肿瘤的发热，还可以根据其发热时间来定经方，疗效显著。如上午发热常常是阳虚引起，可用真武汤；夜晚发热常常见到虚阳外越，以白通汤加味；而下午发热常用小柴胡汤或柴胡桂枝干姜汤加味。

十、肝癌转移肺相侮，肿瘤发热一招除

# 十一、疏木运土畅三焦，三阴并治补肾精

## 诊治经过

75 岁的林某一脸愁容，病情很重，在多位家属的陪同下慕名来诊。患者 3 个月前因腹胀、食欲减退，大便十余日一行而就诊于当地医院，被诊断为肝癌晚期。当地医院考虑患者预后差，不建议手术治疗，故予以对症保守治疗。经住院应用静脉药物、针灸、拔罐等中西医疗法，目前患者症状部分改善，大便基本 1～2 日一行，3 天前复查全腹 CT 提示肝内占位性病变伴腹水。为了让老父亲生存质量有些许提高，他儿子想了很多办法，不放弃任何救治机会，甚至全天 24 小时陪护，饮食摄入都经过精细测算。打听到徐老师能治疗这个病，家属便带患者从老家来沈就诊。

刻诊时症见：腹胀如鼓伴腹痛、口干苦，食欲差，小便量少，双下肢浮肿严重。舌苔黄腻，脉细弦滑。

徐师看诊后，辨为少阳少阴合病，为其开具了两个处方。

方一

柴胡 10g，黄芩 9g，半夏 12g，天花粉 10g，水红花子 15g，前胡 10g，牡蛎 30g，半枝莲 50g，半边莲 30g，猪苓 20g，茯苓 30g，杏

仁 10g，白豆蔻 10g，薏苡仁 60g，莱菔子 30g，鸡内金 10g，大腹皮 60g，泽泻 10g，滑石 15g，龙胆草 15g，桔梗 10g，甘草 6g。

14 剂，水煎服。

方二

熟地黄 90g，天冬 15g，麦冬 15g，茯苓 30g，五味子 10g，当归 10g，炒莱菔子 30g，土鳖虫 10g，蝉蜕 10g，制附子 7g，炮姜 10g，柴胡 10g，黄芩 9g，苦参 6g，重楼 10g，菟丝子 30g，枸杞子 30g，巴戟天 15g，淫羊藿 30g，木瓜 10g，吴茱萸 3g，桂枝 10g，丹参 20g，猪苓 20g，泽泻 10g，枳壳 15g，白术 100g，甘草 6g。

14 剂，水煎服。

嘱患者以上两方交替服用。

药后患者儿子微信告知，父亲连用两周以后腹胀、腹痛明显好转，遂嘱其在当地抓药，连续巩固治疗。

## 徐师诊疗思路

肝癌属癌症之首，治疗颇难，而对于肝癌的腹水来说，治疗起来更是难上加难，一般的医生多望而却步。而徐师一枝独秀，善攻肝癌，他认为肝癌的腹水属本虚标实之病。本虚为肝失疏泄、脾不制水、肾失开阖，三焦决渎无权；标实为水液停聚成鼓。《金匮要略·脏腑经络先后病脉证》曰："夫治未病者，见肝之病，知肝传脾，当先实脾。"肝病易传脾土，脾为土脏而能制水，若脾阳伤，则土不制水，不能为胃行其津液，以致升降运化不利，津液内停酿生痰湿，痰湿郁久化热，则湿热蕴结而腹胀，且大腹为三阴之地，脾不转输，水湿弥漫三焦而成腹水。水之运化在脾，水之气化在肾，水之运行通道在三焦，因此腹水除与脾相关，还与肾失开阖、三焦决渎无权相关，故本病常伴有纳差、乏力、畏寒、腰酸、水肿等脾肾不足表现。在临床治疗上，徐师辨证多从气、血、水三个方面入手。

本例患者见黄厚腻舌苔，考虑为少阳郁热，三焦水湿不利。徐师从少阳、三焦入手来治疗水湿。对于本病的脉诊，可根据"实则少阳，虚则厥阴"的原则来决定。若脉沉取有力弦滑，考虑病在少阳，以小柴胡汤、柴胡桂枝干姜汤、大柴胡汤为主；若脉沉取无力弦细，则考虑病在厥阴，选用乌梅丸或者当归四逆汤。

本例患者肝癌腹水，症见腹胀、腹痛，口干苦，食欲可，但进食量少，小便量少，双下肢浮肿严重，且舌苔黄腻、脉弦滑，故考虑病在少阳，且存在肝、脾、肾三脏不足之候，故方一以柴胡桂枝干姜汤合猪苓汤、三仁汤加减。柴胡桂枝干姜汤以转输肝脾，疏木运土。"膀胱者，州都之官，津液藏焉，气化则能出矣"。水之气化在肾，故用猪苓汤治在下焦，以利水清热。《黄帝内经》曰："三焦者，决渎之官，水道出焉。"《中藏经》谓："三焦通则内外左右上下皆通也。"故处方一中，取三仁汤之义，以杏仁宣利上焦肺气，肺气宣发，可通调水道，下输膀胱，有"提壶揭盖"之义；白豆蔻芳香化湿行气，治在中焦；生薏仁甘淡，渗利下焦湿热。三仁合用，宣上、畅中、渗下而具清利湿热、通达三焦水道之功。处方一在此基础上，加桔梗、前胡，以增加宣上力量；加龙胆草，以助清热燥湿。

在消腹水的处方中，徐师喜用半枝莲、半边莲、马鞭草、水红花子。半枝莲既清热解毒，又利尿消肿，常用 15 ～ 30g。半边莲则有显著而持久的利尿作用，常用 30 ～ 60g。马鞭草既活血散瘀，又通经利水，故擅长血水同治，常用量为 30 ～ 50g。水红花子活血利水，主胁腹癥瘕积聚、水鼓等，常用量为 15 ～ 30g。徐师认为水红花子具有当归芍药散之功，血水同治，活血且不伤正。以上四药，徐师在辨证方中常加用，疗效优于五苓散。

此外，方一中加莱菔子、大腹皮、鸡内金，乃为下气宽中除胀满所设，且大腹皮又可行水消肿，尤为适宜肝硬化或肝癌腹水患者正气尚足者，以行气宽中利水。如《本草汇言》曰："大腹皮，宽中利气之捷药也。古代医家方龙谭曰：主一切冷热之气上攻心腹，消上下水肿之气四体虚浮，下大肠壅滞之气二便不利，开关格痰饮之气阻塞不通，能疏通下泄，为畅达脏腑之剂。"

五脏之伤，穷必及肾。肿瘤先伤正气，迁延不愈，久病必伤肾气。水之气化在肾，肾为主水之脏，对全身脏腑而言，既可蒸腾气化，又可受纳中气，还可保持水火既济。故处方二用引火汤以顾护肾本，填精化气，且以大剂量熟地黄顾护肾本，配以小量附子，以合肾中阴阳互根、水火相生之义，加用菟丝子、枸杞子、巴戟天、淫羊藿以补益元阴元阳；并合用五苓散温阳化气，利湿行水，以助膀胱气化，加用土鳖虫以破血逐瘀且能利水消肿，血水同治。虽然腹水患者肝、脾、肾俱伤，但以脾为中心，以肾为根本。如《黄帝内经》所载，"足太阴虚则鼓胀""诸湿肿满，皆属于脾"。故在辨证基础上，徐师常重用参、术，以去土能治水之义，如处方二中用生白术 100g 以益气健脾，并合用炮姜以暖脾阳，温中散寒止痛。肝体阴而用阳，故加当归甘以补肝血、木瓜酸以柔肝体。加柴胡、枳壳疏肝气以助肝用，并以桂枝、吴茱萸补肝阳，可使肝升、脾升、胃降、肺降。又结合舌脉，考虑患者局部热的情况，故加用黄芩、苦参以清热利湿。加莱菔子以兼顾腹胀满之标。又因患者为肝癌腹水，从标本兼治及病症结合的角度考虑，正气尚足，故加蝉蜕、重楼、丹参清热解毒，活血化瘀，以应"热毒血瘀"之肿瘤病机。《神农本草经》曰："丹参主心腹邪气，肠鸣幽幽如走水，寒热积聚，破癥除瘕，止烦满，益气。"故尤为契合肝病腹水之病。

此病肝脾肾俱衰，中阳衰惫，气机皆堵塞，一方面调畅三焦气机，宣通气机，另一方面温补肾精，蒸腾气化，两方交替使用，逐渐拨通气机，体现了孟河医派"四两拨千斤"之用药特点。徐师菩萨心肠，霹雳手段，先告知患者家属，此患者病情极其危重，随时有生命危险。对于此种危候，医者大多避而远之，可是徐师仍然不惧危险，迎难而上，力争提高患者的生活质量，这种医者精神着实令人敬佩！

## 徐师按语

肝癌的腹水，气、血、水俱病，中阳衰惫是关键，如何能恢复中阳，一个是靠肾气，一个是靠大气周旋。三焦是肿瘤发病之病所，三焦之理如下：

上焦不通，下焦不行。

三焦之要，治在中焦。

三焦之根，治在下焦。

三焦气化失常，常常导致气血津液，当升不升，当降不降，导致内外合邪，外感六淫之邪与内风、内湿、内热、内火、内寒共同为病，导致气停、血瘀、水泛，从而导致腹水的产生。

治标法，求治于三焦，治三焦者，当开上、畅中、启下；治本法，当求其元气，升大气，降逆气，故两方同用，标本同治，可取得明显疗效。

一个患者两张处方，其义在于面对复杂的病情，特别是虚实混杂，当攻补兼施，攻者当讲究一个"巧"字，一天攻一天补，此为天地阴阳之妙。

十一、疏木运土畅三焦，三阴并治补肾精

# 十二、和解枢机少阳治，温阳暖水少阴是

## 诊治经过

一位淋巴瘤患者，经徐师妙手方药取得明显疗效，现分享治疗经过，以启后学。问诊获知：患者刘姓，53岁。自述双颈部、双腋窝、双腹股沟淋巴结肿大近1年，近期因盗汗、消瘦明显而引起重视，遂就诊于当地医院，经系列检查示：非霍奇金淋巴瘤，CD20（＋），Cyclin D1（－），Ki67（10%）。血常规：淋巴细胞67.9%。骨髓穿刺：淋巴比例升高（46%），考虑淋巴瘤侵犯骨髓。颈部CT：鼻咽左侧顶后壁增厚，双侧扁桃体增大，考虑淋巴瘤浸润；双颈部及双锁骨上多发肿大淋巴结。胸部CT：双侧锁骨上、双侧腋下淋巴结肿大，纵隔小淋巴结。西医诊断：非霍奇金淋巴瘤Ⅲ期。中医诊断：恶核，证属肝郁气滞、痰瘀阻络。西医建议化疗，患者因害怕化疗副作用而拒绝治疗，后听闻他人介绍徐师善治肿瘤疾病，故赴沈谋求中医救治。

刻诊时症见：神清，精神疲倦，余无特殊不适，口干、口苦，盗汗，饮食可，夜眠梦多，小便正常，大便干。徐师查其舌淡红，苔薄白，脉弦细微滑，遂辨为少阳三焦夹痰证，处方如下：

柴胡10g，龙骨30g，牡蛎30g，黄芩9g，姜半夏12g，大黄7g，

桂枝 10g，茯苓 30g，龙胆草 10g，金银花 10g，连翘 10g，玄参 10g，浙贝母 10g，夏枯草 15g，海藻 24g，昆布 24g，山慈菇 5g，猫爪草 5g，青皮 10g，全蝎 5g，徐长卿 10g，泽漆 30g。

患者一直服用此方半年，症状逐渐好转。

二诊：患者已无盗汗，时有口干，查体各处淋巴结均未触及肿大，纳寐尚可。徐师查其舌体胖大，边有齿痕，脉沉细弱，处方如下：

泽漆 30g，黄芩 9g，半夏 12g，紫菀 10g，石见穿 15g，丹参 20g，玄参 10g，浙贝母 10g，牡蛎 30g，海藻 30g，昆布 30g，甘草 7g，茯苓 30g。

7 剂，水煎服。

嘱其忌口：水果、海鲜、牛奶、猪肉。

三诊：患者自述偶见盗汗，腹股沟等处未触及肿大淋巴结，舌苔薄腻，脉左弱、右浮弦，徐师处方如下：

当归 10g，黄芪 30g，生地黄 15g，熟地黄 15g，黄芩 6g，黄连 3g，黄柏 6g，麻黄根 10g，牡蛎 30g，制附子 7g，鹿衔草 15g。

7 剂，水煎服。

四诊：患者盗汗消失，余无不适，但脉象沉弱，舌胖大齿痕，二便正常。徐师处方如下：

制附子 10g，白术 30g，茯苓 60g，白芍 10g，吴茱萸 7g，红参 10g，泽漆 30g，菟丝子 30g，枸杞子 30g，巴戟天 15g，淫羊藿 30g。

7 剂，水煎服。

五诊：患者无明显不适，脉较前有力，继以原方巩固治疗。

# 徐师诊疗思路

淋巴瘤属中医学"恶核""石疽""失荣"等疾病范畴，发病多因气机失调，血行瘀滞，致使体内痰浊、水饮、瘀毒等病理产物丛生。机体阴阳升降失常，津液气血化为痰，久之将痰凝聚化为毒，继则成癌。传统以疏肝理气、活血化瘀、清热解毒作为治疗大法，但疗效平平。

徐师认为，淋巴瘤病位在肝、脾、肾，三脏俱损，多为水液代谢障碍积聚而成。病理因素主要为水、痰、瘀、毒，此证常表现为虚实夹杂。徐师根据中医取类比象、推理演绎的诊疗思维，将西医"淋巴系统"归为"液体系统"，使其与中医学中"孤腑"之三焦相对应，认为气机失调、三焦气化失司、水液代谢紊乱是诱发本病的病理基础。三焦水液运化失调，则水湿泛滥，凝聚为痰，阻滞经络，进而成瘀，久之酿生毒瘤。故徐师提出，针对本病，应从"淋巴循环"及"血液循环"角度考虑，对应的中医辨证辨病思路，则从水湿不利，三焦气化受阻入手。针对此类问题，徐师多从"实则少阳，虚则少阴"来辨证。针对本例淋巴瘤患者，徐师首先用柴胡加龙骨牡蛎汤和解少阳枢机，解决水湿不利、三焦郁热问题。徐师指出，人体邪气出路有两个法门，一个是少阳之门，为枢机轴所在，方用柴胡加龙骨牡蛎汤；另一个是太阳之门，为门户所在。故二诊开始，先后应用泽漆汤、真武汤加减，使水湿痰饮之邪从表而出。

一诊时，患者有口干、口苦，舌淡红，苔薄白，脉弦滑微细，说明此时病机为少阳郁热，故以柴胡加龙骨牡蛎汤作为基本方。且据徐师经验，柴胡加龙骨牡蛎汤祛痰浊郁热疗效优于黄连温胆汤。当代名医朱进忠先生在柴胡加龙骨牡蛎汤基础上总结出十四味龙骨牡蛎汤，治疗诸虚、百损伴痰热瘀滞的病证，皆有佳效。柴胡加龙骨牡蛎汤一方见于《伤寒论》，原文为："伤寒八九日，下之，胸满烦惊，小便不利，谵语，一身尽重，不可转侧者，柴胡加龙骨牡蛎汤主之。"现用于癫痫、神经官能症、梅尼埃病以及高血压病等见有胸满、烦、惊为主证者。方中柴胡、桂枝、黄芩和里解外，以治寒热往来、身重；龙骨、牡蛎、铅丹重镇安神，以治烦躁惊狂；半夏、生姜和胃降逆；大黄泄里热，和胃气；茯苓安心神，利小便；人参、大枣益气养营，扶正祛邪。加玄参、浙贝母、夏枯草、海藻、昆布、山慈菇、猫爪草、泽漆乃为散结软坚所设。且淋巴结肿大，乃痰瘀胶结，故处以软坚散结之外，佐以活血化瘀，加全蝎以活血通络，加青皮以行气行血。且"诸痛疮疡，皆属于心"，故加龙胆草、金银花、连翘以清心降火治疗。加徐长卿以清热解毒。诸药相合，辨证与辨病相结合，以祛痰浊、化瘀血、清毒热。

二诊时，患者脉沉弱，舌胖大，乃阳虚水饮，水饮郁久而化热所致。徐师治以泽漆汤加减。泽漆汤一方出自《金匮要略》，具有宣肺、涤痰之功效。主治水饮内停，咳而脉沉者，症见咳嗽喘促，身体浮肿，二便不利，脉象沉伏。临床常用于治疗饮热迫肺、病位偏里之证。《神农本草经》记载泽漆功效："味苦微寒，生川泽，治皮肤热，大腹水气，四肢面目浮肿，丈夫阴气不足。"

《金匮要略》原文所载泽漆汤为："脉沉者，泽漆汤主之。"脉沉为水，故以泽漆为君，以消水祛痰，行水活血，徐师用之治疗淋巴结肿大，为淋巴瘤专病专药。方中泽漆逐水，桂枝通阳，半夏、生姜散水降逆，紫菀、白前止咳平喘。水饮泛滥，中土必先损伤，故以人参、甘草扶正培土，土旺即能制水；水饮久留，每夹郁热，故又佐以黄芩清热。桂枝助心力，通血脉，有利于肺内水气吸收和消散。白前主"胸胁逆气、咳嗽上气、呼吸欲绝"。血结则痰气必为外裹，故用泽漆之破血为君，加入开痰下气、清热和荣诸药。泽漆汤以泽漆为主，而以白前、黄芩、半夏佐之，则下趋之力较猛；虽生姜、桂枝之辛，亦只为下气降逆之用而已，不能发表也。仲景之意，盖以咳皆肺邪，而脉浮者，气多居表，故驱之使从外出为易，脉沉者，气多居里，故驱之使从下出为易，亦因势利导之法也。加石见穿，具有活血化瘀、清热利湿、散结消肿之功，该药乃徐师治疗肝炎、支气管哮喘专药，对于淋巴瘤等肿瘤的治疗疗效亦佳。加玄参、牡蛎、浙贝母，乃为消瘰丸，出自《医学心悟》，该药善能软坚散结、治瘰消肿。

三诊时，徐师用以当归六黄汤合固表止汗药物。当归六黄汤，《兰室秘藏》称其为"盗汗之圣药"。本方荣卫兼顾，后世又用以治疗阴虚火旺之自汗证。加徐师之专病专药——麻黄根、牡蛎、制附子、鹿衔草以温阳固表止汗。

四诊时，徐师见患者脉象沉弱，舌胖大齿痕，口不干，二便正常。考虑病机为少阴受损寒化证，水湿内停，故用真武汤合肾四味加减，以暖水脏温阳气。

淋巴瘤是现代临床常见的恶性肿瘤之一，具有较高的复发率、致死率，因此控制此疾病尤为重要。徐师提倡一旦发病，应积极寻找全面有效的中西医联合治控方案。疾病早期，邪实为主，正虚不著，多以西医化疗、放疗为主，佐以中药减毒增效、扶助正气。疾病中后期，应加强中医药的治疗，防止化疗、放疗出现耐药；最大限度杀死肿瘤细胞，减轻化疗、放疗不良反应，防治后期并发症。根据患者体质状况及正邪关系，扶正与祛邪并用，遣方用药攻补比例适宜，为患者谋求最佳的生存质量，延缓其生命周期。

## 徐师按语

此病例治疗一年之久，从起初的柴胡加龙骨牡蛎汤到最后的真武汤，从整个病程来看，正虚为本，邪热为标，其本质不离少阳，不离治水。初期少阳郁热夹痰浊为标，故选用柴胡加龙骨牡蛎汤；当邪热渐退，虚证显露，选用泽漆汤，既清郁热，又化水饮；当邪热去除，水饮泛滥，以真武汤开少阴之门，化少阴邪水，以绝其根。

人体的两个重要系统，一个是血液系统，一个是淋巴系统。余认为淋巴液是津液的化身，当津液受热以后，邪热与水相合，导致淋巴循环受阻，热久入血，常常导致肿瘤的发生。此病寒为本，热为标，先攻其热毒，后固其本，是治疗本病的关键。

# 十三、三辨六法肺结节，妙手回春愈旧疾

## 诊治经过

初秋，沈城已渐感丝丝寒意，不到 40 岁的刘女士满面愁容地步入病室，求治于徐师。原来，还较年轻的她，却已经有着 3 年的肺部占位病史。2018 年初，其偶然间发现右肺中叶出现肿块，行手术治疗，病理提示早期腺癌。术后未行其他治疗，西医建议定期复查。2020 年 6 月常规复查时，又发现右肺上叶出现磨玻璃样 3mm×1.9mm 小结节，左肺下叶 4mm×5mm 小结节。患者非常抑郁，求治于西医，被告知只能密切随诊观察。对疾病的畏惧和有可能再次手术的恐慌让刘女士心情低落，自感委屈，经常独自流泪，每晚彻夜难眠，只能依靠口服来士普缓解抑郁。恰好她的一个远房亲戚在我们医院工作，知道徐师定期来出诊，对结节类疾病很有经验，便把这一消息传递给刘女士。刘女士半信半疑，又无其他办法，抱着试试看的心理来到门诊。

刻诊时症见：心情抑郁，易怒，口咽干、鼻干，手足不温，夜寐差，入睡困难，大便溏。既往有甲状腺结节、乳腺结节病史。舌微腻，脉沉细。

徐师辨为厥阴病，给予处方如下：

乌梅10g，细辛3g，枳壳10g，龙骨30g，半枝莲30g，肉桂3g，黄连6g，竹茹10g，牡蛎30g，白英20g，黄柏10g，红参10g，海浮石15g，龙葵20g，制附子10g，干姜3g，合欢皮15g，紫苏子10g，当归10g，酸枣仁40g，血竭10g，三七10g，延胡索10g，甘草6g，白芥子10g。

15剂，水煎服。

服药后的刘女士自觉胸中舒畅，但仍有咽干，脉沉细。仍需要服用抗抑郁药来士普。2020年9月末复诊，徐师在上方中加姜半夏12g、茯苓30g、水蛭10g、全蝎10g、土鳖虫10g、乌梢蛇30g，以增化痰散结之功。并配合服用徐师自制抗癌散结丸，每次1丸，一日2次。

10月末刘女士三诊，自诉服药后胸闷气短症状明显好转，睡眠佳。但时有胃脘痛，伴腹胀，有时腹泻，晨起稍口干，无口苦。舌淡苔略腻，左脉沉弱明显。徐师为其调整处方，并嘱其继续服用自制丸药。处方如下：

乌梅10g，细辛3g，黄连6g，黄柏10g，红参10g，干姜3g，肉桂3g，荜茇3g，枳壳10g，木香10g，赤石脂30g，丹参20g，海浮石15g，合欢皮10g，血竭10g，当归10g，乌梢蛇30g，土鳖虫10g，龙葵10g，白英20g，酸枣仁40g，菟丝子30g，枸杞子30g，巴戟天15g，淫羊藿10g，甘草7g。

15剂，水煎服。

同时嘱其口服野生灵芝煮水，以祛胸中结气。

11月末正值沈城疫情波动，徐师原定出诊被迫叫停。在北京出诊的徐师接到了刘女士的微信，原文如下：

"徐大夫您好。

得知今天您在北京电视台成功录制了《养生堂》节目，我们很期盼看到您的节目。

您能在《养生堂》展示中医治病救人的见解与经验，说明了您的医术医德和在中医界的建树，这是有目共睹的，是得到了社会认可的，也得到了人们的赞誉。为此我真心地恭喜您。

希望徐氏中医在中医界发扬光大，有更大的建树，更好地推动我国中医事业向前发展，造福人类。

徐大夫，我前天的胸部 CT 结果出来了，这次没有发现肺结节，说明消失了。甲状腺有多发结节，是良性的，建议我定期复查。

在此，谢谢您了。"

听说她拿到结果后是哭着和家人分享这个好消息的，家人和她一样激动不已，一同深深感叹于中医的神奇和徐师的高超医术，更加坚定了其遵医嘱治疗疾病的信心与决心！

这个病例令人十分震撼，我们按捺不住喜悦询问徐师治疗的秘籍，他只是淡淡一笑，因为这样的肺结节患者在徐师手中被治愈的医案太多、太多。下面我们看看徐师对肺结节的理解和认识。

## 徐师诊疗思路

如今肺部结节发病率非常高，西医诊断大于 1cm 以上的磨玻璃样结节一般都不除外肺部恶性肿瘤。西医的方法一般先选择观察，如果三个月有增大倾向便考虑手术切除。中医学认为，结节属于中医的癥癥积聚范畴，中医消结节只要辨证精准，往往就可以取得立竿见影的疗效。

徐师经验：从六经辨治结节，取效甚佳。但治疗肺结节，非一日之功，需坚持方可到达终点。

肺部结节中磨玻璃样结节极容易癌变。磨玻璃样结节的产生，与中医提出的"六淫邪气"有关，特别是寒、痰、瘀。早期治疗，徐师提出"以经方为龙头，时方验方为龙尾，专病专药画龙点睛"的学术思想，在治疗肺结节方面，取得了显著的疗效，而取得疗效的关键就是辨证精准。对于这类寒、痰、瘀为主的患者，考虑外邪内陷于少阴所致，故治疗应让邪有出路，当从太阳而出，大多选用麻黄附子细辛汤，温、托、透三法同用，取效甚佳。

太阴与阳明相表里，部分肺结节患者大便秘结，腹胀不适，对于这类患者，徐师从阳明入手，选用葛根汤宣通透发阳明，引太阴之邪外出，随其邪之所向而祛之，故愈。

徐师认为，肺结节的产生本质是少阴先虚，寒气与痰"狼狈为奸"从而结成肿块。对于病情严重的患者，徐师指出："气血不到便是病。"肿瘤属消耗性疾病，气血两亏非常常见。故徐师对于此类患者重在大补气血，用当归活血汤配伍活血软坚散结之药，如蟑螂等有血有情之品，才能取得如此佳效，对于此类肺结节患者最好能尽早选择中医治疗，越早介入疗效越好，反之将增加治疗难度。

对待肺部结节不可大意，应高度警惕，用药的方义同治疗肺部恶性肿瘤，理当三知，即知常、知变、知异。"知常"即要根据癌症的一般发展规律，确定相应的治疗原则。结节较小时，一般表现为正盛邪实，治疗以攻为主；结节增大期，一般表现为正虚邪盛，治疗以攻补兼施。结节恶变及术后患者，正气大衰，而不耐攻伐，要以扶助正气为主。补一分正气，便有一分生机。

"知变"即要对肿瘤的性质、转归等做出具体的分析。"知异"即同一种肿瘤，由于患者的体质不同及中医治疗切入的时机不同，故必须精准辨证。这例患者，体质尚好，故采用攻法，可以取得佳效。

肺部结节以及因此而生变的肺部肿瘤在临床上非常常见，临床上多发性肺结节患者发展成为肿瘤更是比比皆是，此时通过中药的及早介入治疗，可以及时阻断肿瘤的发展。

徐师临床三十多年，从大量肿瘤病案中总结出三辨六法，他认为对于肺部肿块，如何能缩小肿瘤是中医之难点。徐师按古人之经验，结者散之，采用攻坚散结、活血化瘀、清热解毒等诸法同用，临床取得一定的效果。但治疗肿瘤当掌握攻与守的关系，有的放矢，方可取得佳效！

传统中医治疗肺结节，一般考虑化痰散结、活血化瘀等，但疗效未必理想。徐师从《伤寒论》六经入手，考虑太阳寒水，邪气内陷到少阴，重在肾的蒸腾气化，从少阴入手，结合专病专药，故取效甚佳。抗癌散结胶囊（徐师经验方）消肿块疗效颇佳。对于小结节，徐师单纯用丸药以攻之，其经验是根据《沈氏尊生书》所载："治块宜丸不宜煎，煎药如过路之水，徒耗元气，无耗于块。"抗癌散结丸，来源于《备急千金要方》，是徐师在大量临床实践中筛选出的疗效突出的方剂，起初中午吃一丸，一周后加至早晚各吃一丸。此丸药大量用于临床，屡取佳效。

肺部结节较大的，病邪往往内陷三阴，从厥阴入手，以经方治疗，可以达"一剂知两剂已"之疗效。

本例患者有口干，大便稀不成形，左脉弱，且情绪长期低落，从六经来看，当属厥阴，故用乌梅丸加味，加上专病专药，故取效甚佳。

此外，该患者可以服用野生灵芝，因其能去胸中结，促进肿瘤细胞凋亡。徐师经验，取野生灵芝一块，煮水 40 分钟饮用。服药期间尽量不食水果、海鲜，因其多为寒凉之品。夫妻不能同房，以免扰动少阴。患者服用血竭时，如超过 5g，量偏大，应检测血常规及出凝血时有无异常。如果没有异常，可以用至 10g。中药服用 2～3 个月，患者情绪明显改善，可以停抗抑郁药。

## 徐师按语

肺结节与肺癌相比，肺癌属根深而叶茂，想拔其根，很难，而对于肺结节来说，根浅而苗细，故治疗相对简单。余常用六经辨证结合专病专药有佳效，具体如下。

1. 少阴少阳合病

临床表现：咳嗽，咽喉干、痒，清涕多，舌苔白腻，寸关脉弦细，尺弦。

选方：小柴胡汤合真武汤加花粉、生牡蛎、桔梗、山海螺、天浆壳、海浮石、全蝎、生甘草。

2. 太阳阳明合病

临床表现：口干，痰黄，咽部充血，腹胀，大便黏滞不爽，舌苔黄腻，脉滑数。

选方:《千金》苇茎汤合葛根芩连汤加龙葵、石上柏、白英。

3. 太阴少阴合病

临床表现：咽干咽痒，气管作痒，胸闷等，舌苔厚腻，脉象沉弱。

选方：附子汤合泽漆汤，重用泽漆 50 ～ 100g。

4. 少阴津亏证

临床表现：咳嗽，口干，失眠，面红，下肢冷，腰酸，舌苔白腻，脉寸关脉大尺脉弱。

选方：引火汤。

在专病专药方面，余常用"虫药三枝花"——水蛭、土鳖虫、蟑螂，此三种药物尤擅降肿瘤指标物。蟑螂能飞天，善入气分；土鳖虫入地，善入血分；水蛭入水，专消水毒。

水蛭味苦、咸，性平，有活血破瘀、通经消积之功效，主治血滞闭经、外伤瘀血、癥瘕积聚等病症。水蛭善入任脉，仲景在《伤寒论》《金匮要略》中多有描述，《金匮要略·妇人杂病脉证并治》曰："妇人经水不利下，抵当汤主之。"从少腹当硬满，其人发狂者，但小便如常，可断其瘀血结在血分，小腹不通，故选虻虫、水蛭一飞一潜，飞者散热，潜者化瘀，配桃仁，起将军之威力，一鼓而化之功。

土鳖虫即䗪虫，性味咸寒，入肝经，有活血化瘀、通络止痛之功，能强关节、补肝肾。从仲景的大黄䗪虫丸中体会土鳖虫能破血而不伤血，驱邪而不伤正，为化瘀散结之精品。土鳖虫善入督脉，凡督脉之病，皆重用土鳖虫。

蟑螂性咸寒，主散瘀、化积、解毒，在使用时剂量一般可以用10～30g，配合清热解毒、化痰散结之品，可取良效。

# 十四、面部皮炎瘙痒甚，凉血祛风治其本

## 诊治经过

　　李某是一位年轻姑娘，却被顽固的面部红疹困扰了 10 余年。她是自由职业者，长期熬夜，饮食不规律，因为皮肤疾病反复辗转于辽宁省各大医院。各地诊断不一，有的医生认为是湿疹，有的说是脂溢性皮炎，还有的医生觉得她的皮肤是长期应用药物引发的激素性皮炎。每次发作时，李女士的面部皮肤都会泛红、脱屑，严重时满面红疹，流黄水，奇痒无比，夜不能寐，症状随着情绪波动而加重，并伴有口干。她早就听朋友说徐老师在治疗疑难杂病方面颇有建树，现在终于等到了徐老师来沈阳出诊。7 月末，李女士才抢到号前来就诊。她步入诊室，面部蒙着纱巾，十分痛苦。徐师听了她的诉说，把脉为细弦滑。徐师辨为厥阴热化证，处方如下：

　　生地黄 30g，赤芍 10g，牡丹皮 10g，金银花 10g，连翘 10g，荆芥 10g，防风 10g，生石膏 30g，酸枣仁 30g，延胡索 10g，地肤子10g，白蒺藜 10g。

　　7 剂，水煎服。

　　嘱患者不能熬夜，避免光照，禁食水果、牛奶、猪肉、海鲜。

服药后 1 周，我们对李女士进行了随访，李女士反映，面部红疹有明显改善，但稍用护肤品后症状有反复，嘱继续服用汤药。

8 月 29 日患者复诊，面部已光滑如初，患者十分喜悦。上方去石膏，加蝉蜕 10g、僵蚕 6g 以巩固治疗。

## 徐师诊疗思路

该患者面部红疹，在中医属"浸淫疮""湿毒""湿疮""面游风"等范畴。清代李彣的《金匮要略广注》记载："浸淫者，湿渍之状，脓水流处，即溃烂成疮，故名浸淫疮，是湿热蕴蓄而发者。"说明其大多由于湿热内蕴而致皮疹渗出糜烂。《黄帝内经》载"诸痛痒疮，皆属于心，诸湿肿满，皆属于脾"，明确提出了疮疡的发病机制。《医宗金鉴·外科心法要诀》中对"面游风"这样记载："生于面上，出发面目浮肿，痒若虫行，肌肤干燥，时起白屑，次后极痒，抓破，热湿盛者流黄水；风燥盛者流血，痛楚难堪。由平素血燥，过食辛辣厚味，以致阳明胃经湿热受风而成。"脾胃运化失常，湿热内生，加之外感风热之邪，风湿热邪蕴结肌肤，以致皮肤脱屑、糜烂、渗液。《诸病源候论》曰："湿热相搏，故头面身体皆生疮，其疮初如泡，须臾生汁，热盛者则变为脓。"其认为本病由"肤腠虚，风湿之气折于血气，结聚所生"。"无风不作痒"，《外科正宗》认为"其乃风热、湿热、血热三者交感而生，发则瘙痒无度"。《医宗金鉴》论其"属风邪袭于腠理而成"，并认为"此证初生如疥，瘙痒无时，蔓延不止，抓津黄水，浸淫成片"。《外科真诠》记载："白屑风初生发内，延及面目耳项燥痒，日久飞起白屑，脱去又生。由肌热当风，风邪入毛孔，郁久血燥，肌肤失养，化燥症也。"风邪郁久化燥，肌肤失养，导致皮肤干燥、瘙痒、脱屑，反复发作。

徐师经验：皮疹当以皮辨皮，把握风、湿、热三邪，孰轻孰重，这是治疗皮疹的核心所在。患者面部红疹奇痒无比，流黄水，伴有口干，情绪波动较大，脉细弦滑，总属肝、脾、胃脏腑功能失调，兼风、湿、热邪气作祟而发病。肝主疏泄，调畅情志。若肝气郁结，七情不畅则使人郁闷，烦躁易怒，情绪难以自控。感受风寒之邪，或多食肥甘，湿热内生，或脾胃运化失常，湿热内蕴，最终导致土壅侮木，湿热蕴结，治宜解表祛风，清热燥湿。痒就是有风，红是热，流水是湿。这是徐师治疗皮肤科疾病的绝招。

风性轻扬，善行数变，故而皮肤瘙痒无度。风邪常与湿邪为伍，表现红疹流黄水；湿性黏滞，故病情迁延，反复发作，缠绵不愈，进而发展成为慢性湿疹，很难治愈。风淫常与热邪狼狈为奸，则易引动内湿内热，相互搏结，郁于肌肤腠理之间，发为红疹。

皮疹病初在气分，久则累及血分。渗液日久，耗血伤阴，失润化燥，肌肤失于濡养，血虚风燥，气血失和，证属虚实夹杂，应辅以养血活血润燥之品。方中生地黄、牡丹皮、赤芍凉血活血，入血分以清之，使血分邪热得除，热去血宁，邪去正安，正合"治风先治血，血行风自灭"之意。本病热邪既在内与湿相裹挟，又在外与风所兼夹，治疗时以金银花、连翘、生石膏清解在外表之热邪，荆芥、防风解表祛风，地肤子清热燥湿、祛风止痒。白蒺藜疏肝平肝兼以消风；延胡索归肝、脾、心经，活血、行气；另，患者夜不能寐，遂加酸枣仁宁心安神。二诊患者颜面皮疹消失，时痒，故加蝉蜕、僵蚕增强祛风散邪之功。

后患者又来诊两次，面部皮肤光滑润泽，徐师为其开具了自己配制的外用药膏，一个月后随访，未再发作，效果满意。

这一例难治性皮肤病的成功治愈，不禁让我们竖起了大拇指，感叹徐师精湛的医术，也使众多疑难杂病患者看到了曙光！

## 徐师按语

解毒活血汤见于《医林改错·卷下》，主治温暑痧邪，深入营分，转筋吐下，肢厥汗多，脉伏溺无，口渴腹痛，面黑目陷，势极可危之症。

从其组成来看，生地黄、赤芍、牡丹皮主治邪热内陷营分血分，以金银花、连翘透热转气。此方妙在葛根、柴胡。面部皮炎，久治不愈，从六经来看，病变部位从太阳内陷至厥阴，故久治不愈。治之大法当凉血解毒，祛营分之毒；其次，当开太阳、和少阳。葛根、柴胡可以引邪外出。此方的加减法：热毒重者加生石膏；瘙痒甚者合用升降散。

# 十五、芙蓉难耐腹痛扰，厥阴虚寒是关键

## 诊治经过

31 岁的乔某在母亲的陪同下从外市来诊，该女子从月经初潮起就被痛经所困扰。乔某未婚，她的妈妈带着哭腔叙述着孩子 10 余年来饱受的痛苦：每次整个经期都脸色煞白，四肢冰凉，月经初期腹痛难忍，甚则痛至晕厥。这些年来，因为"痛经"，乔某无法正常工作，她对经期极度恐惧，这个问题同样影响着全家人的情绪和生活。这些年她们几乎走遍了当地和省城的各大中、西医院，诊断基本明确——"子宫腺肌症"，拜访名医无数，却始终未能缓解病痛。

同样是从病友那里得知徐师这位江南医生，擅长治疗疑难杂病，对疾病有着自己独特的观点，但苦于挂号无门路，便在徐师 7 月末来我院出诊时早早候在诊室。等了几乎一上午，才加到一个号。

刻诊时症见：每次行经月经量多，持续 10 天左右，月经期腹痛剧烈。平素畏寒肢冷，腹部尤甚，喜热饮，神疲乏力，时有大便不成形，无口干苦，夜寐一般。形体偏胖，痤疮脸。舌苔白，质淡胖，有齿痕，脉沉细，尺脉略滑。

徐师把脉后辨为厥阴虚寒证，给予当归四逆汤加减治疗，处方

如下：

当归 10g，桂枝 10g，白芍 15g，细辛 3g，炙甘草 10g，通草 10g，阿胶 10g，钩藤 24g，蒲黄炭 10g，五灵脂 10g，木香 10g，延胡索 10g。

20 剂，水煎服。

嘱其月经期间停药。

患者服药一个月后，2020 年 8 月 29 日再次来诊。自觉服药后本次经期腹痛明显减轻，血块变少。但现有腹泻，易出汗。舌质胖，有齿痕，舌苔薄腻。脉沉细，尺脉略滑。徐师在上方基础上加龙骨 30g、牡蛎 30g、血竭 10g。

三诊：患者再次来诊时有腹痛，予以温经汤善后。

## 徐师诊疗思路

痛经为妇科常见病、多发病。对于痛经的辨证，多以"不通而痛"与"不荣而痛"概括之。治疗上，自古多从肝入手，以调肝为先，养气血不忘固冲任，标本兼顾。《傅青主女科》谈及痛经，以主症立法，又以脏腑立论。因其发病多在青年女性，治疗多以加味四物汤补肝之血，解肝之郁。或以宣郁通经汤泻火解郁。

对于痛经的治疗，徐师认为，痛经者寒证十居其八，故当以祛寒为先，分清寒凝、寒瘀两大步骤。

止痛是治标之关键，徐师总结出"三步止痛法"。第一步，对于轻度疼痛者，在辨证方的基础上加入活血止痛名方——"失笑散"和"金铃子散"。前者为蒲黄配五灵脂，偏于破瘀。后者为川楝子配延胡索，川楝子味苦性寒，入肝经，疏肝气，延胡索辛苦而温，行气活血，长于止痛。痛经中以膜性痛经最难治，该病多由子宫内膜炎或黄体功能活跃而致，主要表现以痛经剧烈、经血中夹有膜片状块为特征。考虑为寒凝导致瘀血积久，阻滞胞中，凝结成块，阻滞不通则痛，故当破瘀为先锋。部分膜性痛经患者治疗后症状能够改善。

第二步，若无缓解，可以在辨证基础上加葛根、钩藤以解痉止痛。徐师在临床中多将二药合用于阵发性痉挛样小腹痛的患者。《素问·举痛论》中谈到五脏卒痛，寒气入经，或入脉中，气血不通，挛急而痛，在于脉络蜷缩，而脉络蜷缩正是一种痉挛状态，解除痉挛才能缓解痛。

第三步，经上述两步治疗无效时，可酌情加重活血之品的用量，如九香虫、乳香、没药，大多起良效。

此患者西医诊断明确为子宫腺肌症，然而子宫腺肌病的病因至今尚未完全明确，目前的共识是因为子宫缺乏黏膜下层，因此子宫内膜的基底层细胞增生，侵袭到子宫肌层，并伴以周围的肌层细胞代偿性肥大增生而形成了病变。中医医家认为本病由气滞、寒凝、热灼、气虚、肾虚导致瘀血阻滞冲任、胞宫，经行不畅则痛经。徐师认为，无论何种疾病，当抓住核心病机。该患者以痛经为主诉，痛经的本质是寒，因腹为三阴之地，阴寒是致痛的主要原因，痛经属寒者十居其八，这也和现代人的不良生活习惯密不可分。我们在临床中看到的痛经患者大多伴有面色㿠白、身冷恶寒、四肢酸软无力，舌淡暗、苔白、脉沉迟细弱或沉弱者，徐师临床中善用真武汤温肾通经利水。但本案徐师辨为厥阴虚寒之证候，当用破冰散寒之加味当归四逆汤，温经散寒，养血通脉。

《伤寒论》第351条曰："手足厥寒，脉细欲绝者，当归四逆汤主之。"当归四逆汤以桂枝汤去生姜，倍大枣，加当归、通草、细辛组成。方中当归甘温，养血和血；桂枝辛温，温经散寒，温通血脉，为君药。细辛温经散寒，助桂枝温通血脉；白芍养血和营，助当归补益营血，共为臣药。通草通经脉，以畅血行；大枣、甘草，益气健脾养血，共为佐药。当归四逆汤是升肝阳之法，肝体阴而用阳，本方既补肝之体又助肝之用，可恢复厥阴功能。

方中阿胶的应用也是徐师治疗月经病的一大特色。徐师认为阿胶不仅是《神农本草经》中的"主心腹内崩，劳极洒洒如疟状，腰腹痛，四肢酸痛，女子下血，安胎"，还可以补任脉、降冲脉。"二七而天癸至，任脉通，太冲脉盛，月事以时下"。可见月经与任脉、冲脉的关系密不可分。冲、任二脉充盈通畅，月事才能正常来去。阿胶通过补任脉、降冲脉从而调节月经。徐师在应用阿胶时注重是否存在口干，若无口干即可放心应用。

该患服药一个月，经行腹痛症状有所缓解，但因有汗出、腹泻，故在原方基础上加龙骨、牡蛎以平肝潜阳、收涩固脱，加血竭以化瘀止痛。

徐师临证始终强调经方为龙头要辨证加减，遵古而不泥古。针对本案，徐师去金铃子散之川楝以防苦寒伤肝阳，易蒲黄为炭以止多血之经，填木香以防阿胶滋腻碍脾。诸药合用，煞费苦心，令后学敬佩。

# 徐师按语

当归四逆汤见于《伤寒论》一书，以手足厥寒为辨治之基，很多医家皆以此来治疗疾病，余学习伤寒之法，提出以"抓主证，抓脉证，抓病机"作为应用伤寒之要诀。对于当归四逆汤来讲，当以其核心病机厥阴虚寒作为抓手，可广用善用，治疗各种疑难疾病，如肝癌、非特异性结肠炎、痛经、类风湿关节炎等，皆有非常好的疗效。

现总结当归四逆汤的辨证要点及应用技巧，分享如下：

首先，从阴阳来辨证，明辨寒热虚实，凡身寒肢冷，少气懒言，口不渴，大便不秘，小便清长，面色无华，口唇淡白。甚或发绀，舌质淡嫩，脉沉细，或迟或弱等阴证、阴脉者宜之。若出现身热口渴，心烦口苦，咽干目眩，溺黄便秘，舌质红，脉浮、数、滑、大等阳证阳脉者当忌之。

其次，从脉象来辨证，弦脉乃肝主脉，肝脏寒热虚实皆可出现。凡沉细而弦、细弦、迟弦为肝虚、肝寒之脉象，而弦细而数、弦数、弦大而数为肝虚伏热、肝热肝火之脉象，前者相宜，后者当慎。

再次，在使用技巧上，特别是剂量的配伍上，余总结出当归、白芍、细辛用量必须相等，才能取得很好的疗效。当归、白芍补血敛阴，细辛辛散，三药相等，既能补归芍补敛之力，还能引经直达病所，细辛虽辛散力强，而有归芍补敛之力，可以抑制细辛辛散过猛之弊，相互为使，效力更增。但因患者胖瘦之不同，体质之差异，细辛量可从3g到6g再到9g，逐步增加剂量。当归四逆汤是升肝阳之法，既能补血又能升能散，寒热温平，面面俱到。

对于当归四逆汤的理解，其一，此方为桂枝汤加当归，既可以解表又可以治里，既可以治气又可以治邪；其二，此方为补血剂，特别是女性，以血为本，故此方为女性的强壮剂；其三，此方作为面部的祛斑剂，长期服用可美白祛斑。

对于女性痛经而言，内寒者首先当归四逆汤，而外寒者当以开太阳法治之，方可达到满意疗效。

# 十六、乳腺肿瘤三阴病，水寒木郁是根本

## 诊治经过

刚过 40 岁的王女士未生育，平素情绪低落，长期抑郁，工作繁忙，经常熬夜，作息时间极不规律。2019 年例行体检时发现右侧乳腺肿块，并于当地权威医院确诊为乳腺癌（三阴型，浸润性导管癌），经术前辅助化疗后行右乳全切 + 即刻重建手术，术后口服化疗药（卡培他滨）8 个疗程。目前，所有西医治疗已全部结束，左乳见多发性增生结节（BI-RADS 3 类），甲状腺结节（4A 级）。

虽然阶段性治疗已经结束，但肿瘤指标 CA153 仍高，心电图异常，患者心里清楚，自己的体质并没有改变，她希望中医能够解决左乳的问题并防止肿瘤再转移。通过多方打听，她把希望寄托在徐书教授的身上。由于徐书教授每个月只能来沈出诊一次，2020 年 10 月末王女士终于挂上了徐师的号。

刻诊时症见：疲乏无力，心烦胸闷，夜寐不安，口淡无味，大便正常，舌质淡暗，体胖，裂纹，苔白腻。脉两寸弱，尺脉弦紧。

徐师辨为太阳少阴合病，当时给予处方如下：

麻黄 3g，制附片 5g，细辛 3g，酸枣仁 40g，川楝子 7g，山楂

10g，生麦芽 30g，延胡索 10g，三棱 10g，莪术 10g，丹参 20g，甘草 6g，玄参 10g，牡蛎 30g，橘红 10g，乌梢蛇 30g，土鳖虫 10g，山茱萸 15g，水蛭 5g，生地黄 15g，熟地黄 15g。

15 剂，水煎服。

徐师自制的抗癌胶囊，患者起初中午吃一粒，一周后加至早晚各吃一粒。

服药两周后王女士自觉睡眠好转，CA153 已降回正常范围内，心电图检查也由原来的心肌缺血恢复到正常窦性心律，正常心电图。自觉偶有心慌，可自行缓解。10 剂药后，患者又按照原方抓了 20 剂。

11 月 29 日徐师来沈出诊，王女士早早便来复诊，见面就说："徐老师，我的病情已好了太多，但是现在仍有时乏力。"徐师查舌诊脉，舌质淡暗，齿痕明显，苔略腻，左脉弱，更改处方如下：

乌梅 10g，细辛 3g，干姜 3g，肉桂 3g，黄连 3g，黄柏 6g，红参 10g，制附片 7g，三棱 10g，莪术 10g，丹参 20g，龙骨 30g，牡蛎 30g，姜半夏 12g，白芥子 10g，制南星 10g，海浮石 15g，水蛭 5g，甘草 6g，焦山楂 10g，生麦芽 30g，乌梢蛇 30g，合欢皮 15g，土鳖虫 10g。

13 剂，水煎服。

12 月 26 日，已服用两个月汤药的王女士再一次通过微信复诊。除睡眠欠佳外无明显不适，舌质淡，边齿痕，上裂纹。

徐师重新给予处方如下：

酸枣仁 40g，甘草 6g，生地黄 15g，熟地黄 15g，麦芽 30g，延胡索 10g，川楝子 7g，山茱萸 15g，丹参 20g，牡蛎 30g，玄参 10g，黑顺片 5g，山楂 10g，细辛 3g，莪术 10g，三棱 10g，乌梢蛇 30g，土鳖虫 10g，水蛭 5g，化橘红 10g，麻黄 3g，珠儿参 10g。

10 剂，水煎服。

王女士的治疗辗转多处，并于我国一线城市手术治疗，目前病情平稳，是中医让她再一次获得了重生。

## 徐师诊疗思路

肿瘤的产生多为正虚邪盛，阳气不足。此例患者长期作息时间不规律，劳累、熬夜，情绪低落，耗伤阳气。少阴阳气虚损，寒从内生，肾水不化，肿块聚集而致积聚。

该患治疗上应当从肾入手，采用温托法，温能疗寒，使下焦肾水不寒，托能开源，使气化而能藏精。故处以麻黄附子细辛汤加减，以麻黄开水之上源，附子温水之下源，加之细辛搏动肾气，肾水不寒，肾气搏动，共奏奇功。

麻黄附子细辛汤方始见于《伤寒论》第 301 条："少阴病，始得之，反发热，脉沉者，麻黄附子细辛汤主之。"其适用于素体少阴阳虚之人加之感受寒邪、寒邪直中少阴之证，是少阴表寒证代表方剂，有温阳透发之功。方中麻黄走表，开玄府、解表郁；附子入里，温补元阳，壮命门之火；细辛擅走半表半里之经络，温经散寒。三者相互为用，附子可温补在里之元阳，细辛可启动元阳命门之火，从而使阳气由里及表循腠理而至皮毛，发越闭阻在身体各个层次的阴凝之邪。同时细辛助麻黄宣散之力，开通闭塞的毛窍，从而使邪气透达体外。

该方临床应用辨证主要以脉沉、舌淡苔白或水滑或厚为主。在临床上，患者病情多变，情况复杂，大多虚实夹杂，把握好舌脉才能抓住该方的核心病机。而在运用此方治疗各科杂病时，只要患者见到畏寒肢冷，嗜睡，疲劳感，舌淡苔白厚或腻或水滑，脉沉迟者均可使用。在运用此方时需要根据临床病症加减变化为用，且不宜长期服用，中病即止，改用它法善后。

二诊后该患者诸症皆减，针对其长期情绪低落一症，徐师认为该症以郁为主，郁是阳气不能舒展。正如大自然中树木枝叶茂盛来源于阳光的普照，雨水的滋润。《黄帝内经》云："阳气者，精则养神，柔则养筋。"而郁证中的郁可分为气郁、阳郁、痰郁。气郁表现为精神萎靡、不善交流等症状；阳郁则表现为畏寒肢冷、腹胀、便溏、口渴等症状；痰郁表现为健忘疲乏、失眠心悸、潮热汗出等症状。徐师认为郁证患者多白天精神萎靡，夜间精神振奋，病机较为复杂。但从这些症状来看，其病位应责之于肝，以肝阳虚不能展布气机为主，故本病以上热下寒，虚实错杂，与《伤寒论》中的厥阴病的病机特点较为符合，故徐师认为郁证可以从厥阴治疗。

故该患二诊调方选乌梅丸作为主方，从乌梅丸条文来看，"厥阴之为病，消渴，气上撞心，心中疼热，饥而不欲食，食则吐蛔，下之利不止"。抑郁症的表现与厥阴病篇描述的"躁无暂安时"相符，而手足逆冷，下肢畏寒的表现更与"凡厥者，阴阳气不相顺接，便为厥，厥者，手足逆冷是也"相契合。

乌梅丸方寒热并用，治疗上不仅能清热疏肝治其标，还能补益肝肾治其本，温下补虚，疏肝达郁。乌梅味酸，既可敛肝，又可泻肝；

附子、干姜、肉桂、细辛、蜀椒性热味辛，补肝气，温肾水；黄连、黄柏性寒味苦，可清郁热；红参、当归、酸枣仁味甘，能补益肝脾；龙骨、牡蛎重镇安神，平肝潜阳；延胡索、枳壳、木香理气畅达，条畅肝气；阿胶养血滋阴。全方共奏寒热互投、刚柔相济、收散逆从之效，故临床效果显著。而患者少阴水寒，故在选方上使用乌梅丸的同时配伍补肾的药物。

三诊时徐师又改方为麻黄附子细辛汤，考虑患者少阴水寒未愈。从疾病的层面来看，徐师认为不要把麻黄附子细辛汤简单地理解为是一个单纯助阳解表的方子。麻附细方最大的作用，应当说是脱透少阴伏寒。并不是看到麻黄就有表证，麻黄最大的功效就是开太阳，恢复太阳主开的功能，这个功能包括了所谓的"表"，也包括了人体阳气在表的运行通道，更包括了人体阳气向外的宣发作用。所谓的"麻黄发越阳气"就是这个意思。否则，便将无法理解阳和汤为什么用了麻黄。附子可以温益元阳。《本草崇原》说细辛是"一茎直上"，其沟通表里之力是很大的，这里就是用它的这一特点。因而，全方共奏开表、温里、通阳之功效，是引导体内伏邪（尤其是寒邪）外出最好的方剂。

另外，这张方子的剂量大小、作用特性也是不相同的。在这个医案里，麻黄就用 3g，附子用了 7g，细辛用 3g。剂量都不大，如此小剂量的麻附细，作用已经主要不是在透发伏寒了，而是起到一种通阳、升阳的作用。这个作用，正好可以发动患者自身的阳气。"阳气在生理状态下是生命的动力，在病理状态下是抗病的主力"。

这个患者的治疗还在进行中，但是从几次的处方调整中不难看出徐师的用方之巧妙，值得我们学习。

　　水寒则土湿，土湿则木郁。余从大量实践中总结出乳腺肿瘤的核心病机是水寒木郁，其病位属肝，属厥阴，本质在于肾寒。女人就像一朵玫瑰花，青春期属红玫瑰，中年期属黄玫瑰，更年期属黑玫瑰。若一朵玫瑰一直浸泡在水里，它的枝叶将很快凋谢，故在治疗上当先开太阳，温少阴，首选麻黄附子细辛汤，让太阳普照，阴霾自散，后期选用乌梅丸温肝阳，养肝血，拨乱反正，阴中含阳治其本。

# 十七、糖肾合病病情顽，经方妙用起沉疴

## 诊治经过

徐师是孟河医派现代医家的代表人物。孟河中医是江苏医家一大流派，因其发源地位居江苏常州市北江边上的一个乡村小镇，医家皆来自江南，故大多数患者也来自江南一带。而徐师不同，因其主攻疑难杂病，且疗效非凡，他的患者多来自祖国各地，大江南北。

张某，女性，60 岁，来自黑龙江。以"周身乏力多年，间断出现恶心 2 年"为主诉来诊。既往糖尿病病史 20 年，高血压病史 30 年，血脂异常病史 30 年，糖尿病肾病 4 年，血糖一直控制在 7 ～ 8mmol/L 之间。近日张阿姨突然感觉周身乏力，口干苦，呃逆伴恶心，大便干结，即去医院检查，肾功能提示肌酐 305.7mmol/L，尿素氮 17.1mmol/L（2020 年 6 月 28 日，哈尔滨市南岗区妇产医院），尿蛋白（+++）。张某经朋友介绍，慕名而来，求治于徐师。

徐师见其舌淡胖，边有齿痕，舌苔黄腻，脉象弦细滑数。辨为少阴急下证，予以大柴胡汤加味，处方如下：

柴胡 10g，制大黄 10g，枳壳 15g，黄芩 9g，半夏 12g，白芍 10g，苏叶 30g，黄连 15g，龙胆草 30g，牡蛎 30g，杜仲 10g，侧柏叶 10g，

穿山甲 5g，桃仁 10g，土茯苓 100g，炮姜 10g，丹参 20g，蝉蜕 10g，土鳖虫 10g，积雪草 30g，六月雪 15g。

15 剂，水煎服。

这个方子开出后，跟诊医生仍然摸不到头绪，这些看似平常的用药，但剂量与平时有所不同。而且，对于慢性肾功能衰竭的患者，这么大剂量的土茯苓，对肾功能会不会产生新的影响和损害？带着这些疑问，经过了十余日的服药观察，患者微信告知，再次复查肾功能：肌酐从 305.7mmol/L 降至 218mmol/L，尿素氮从 17.1mmol/L 降至 13.8mmol/L。她在微信中说道："徐老师，你就是当代的喜来乐。"

## 徐师诊疗思路

慢性肾功能衰竭是一个全身疾病，属中医"癃闭""关格"范畴，病变在肾，但会累及全身。中医治疗此病，遵从仲景之法则，开鬼门，洁净腑，去菀陈莝。所谓"去菀陈莝"就是攻下法，让邪毒从大便而解，从脉证来看，湿热弥漫三焦，口干苦，脉细弦滑，当辨为少阴急下证，故选用大柴胡攻下。

《医宗金鉴·订正仲景全书》云："柴胡证在，又复在里，故立少阳两解之法。"

大柴胡汤是仲景的名方之一，对其的阐述集中于"少阳枢机不利，胆腑郁热过甚"以及"少阳未解，里实结于内"。该方在《伤寒论》及《金匮要略》中均有论述。

《伤寒论》103 条："太阳病，过经十余日，反二三下之，后四五日柴胡证仍在者，先与小柴胡，呕不止，心下急，郁郁微烦者，为未解也，与大柴胡汤下之则愈。"大、小柴胡汤二方均含小半夏汤，故均治呕，但小柴胡汤之呕为胃中水饮，大柴胡汤证里有所结，气不得通于下而迫逆于上，其呕因之更甚，心下急即其候也，必须以枳实、芍药、大黄通其大便，缓其酸气，而后半夏、生姜才足以发挥其治呕的作用，无此等药配伍的小柴胡汤不适其证，故服之仍呕不止也。

专病专药中，徐师善用土茯苓降肌酐。土茯苓一药在《滇南本草》中载其"淡渗湿毒，归肝、肾、胃经"，临床通常用于解毒除湿、淋浊带下、疮疡肿毒等症。该药性甘平，擅解毒却无其他清热解毒药之苦寒特性，祛湿浊却不伤正气，对于本虚标实的肾功能衰竭者尤为合适。《本草正义》言"土茯苓，利湿去热，能深入百络，搜剔湿热之蕴毒"，而慢性肾功能不全者之标实即湿热蕴结、浊毒阻络，恰取其"入络剔毒、淡渗利湿"之功，以驱邪外出，调和阴阳。慢性肾衰竭患者因其毒素潴留，多有恶心呕吐、纳差、腹胀、便秘等消化系统的症状，《本草纲目》言土茯苓能"健脾胃"，且入肝、胃经，可调畅气机，使上下通达，情志得舒，又予毒浊以通路；入胃经调其胃气，以助纳食腐熟，运化中焦，培养其后天之本，顾护先天之根。

土茯苓的常规剂量为 15～60g，而徐师应用该药降肌酐及血尿酸的剂量通常为 60～100g。剂量的选择仍然是以脉定证。本例患者就诊时脉弦滑，以邪实为主，故土茯苓用量为 100g，不必恐其有伤正之嫌。翻阅文献，古文中有记载"土茯苓可以代粮"，最大剂量可以用至 200g，大剂量服用未有导致或加重肾功能损害之报道。同时，其除湿降浊之功对于蛋白尿的治疗亦有很好的疗效。

徐师在治疗痛风高尿酸血症及慢性肾功能衰竭时，擅长大剂量应用土茯苓，但并不盲目取量。《黄帝内经》云："正气存内，邪不可干，邪之所凑，其气必虚。"慢性肾功能衰竭的主要病机为脾肾亏虚，湿热毒浊蕴结于体内，湿热毒浊既是病理产物，又是加重肾功能不全的重要原因，故治疗上在补益脾肾治其本的同时，还应清利热湿、降浊化毒化其标。徐师根据脉诊强弱虚实，四诊合参，定其药物攻补比例，侧重剂量变化，灵活加减，标本兼顾。

中医学认为瘀血伴随多种肾脏疾病发生发展的全过程，即所谓"久病必瘀"。瘀血既是多种慢性肾脏疾病发生、发展、恶化的关键致病因素，亦是其病理产物，因此，对于肾病应将不同剂量的活血化瘀药物贯穿于疾病全阶段。该方中徐师选用穿山甲、桃仁、丹参、土鳖虫，活血化瘀。

积雪草和六月雪为徐师治疗慢性肾功能不全的专病专药。积雪草是岭南道地草药，味苦、辛、寒，无毒，具有清热利湿、活血止血、解毒消肿等功效。常用于治疗湿热黄疸、中暑腹泻、石淋、血淋等症。该药清热利湿之效较佳。

六月雪，性凉，味辛，微甘、苦，归肺、肝、脾、肾、胃、大肠经，有疏风解表、清热利湿、舒筋活络、活血通经之功效。因其可活血解毒、清利湿热，故治疗肾脏疾病中可大剂量使用。其作用机制多与此药在内可活血解毒，在外又可导热下泄，使湿浊之邪从小便而解相关，且一药多用，使湿浊得化、瘀滞得消、热毒得解、经气得通、水邪得利。

现代研究发现六月雪可用于降低蛋白尿、血尿素氮、肌酐水平，对于慢性肾功能衰竭的治疗有较好的疗效。

除此之外，徐师在患者的处方中给予苏叶、侧柏叶，增其化湿泻浊之功，还可清血分湿热。配合蝉蜕是取其轻清透达之义。该方中侧重清热解毒、祛湿化浊药物，徐师用杜仲顾护先天之本，防其肾阳损伤。该患为糖尿病肾病患者，徐师在临床中观察，长期应用胰岛素的患者，服用汤药效果欠佳，且疗程较长。

看着张阿姨在微信中对徐师的赞许，我们作为中医的学子，对中医学疗法充满信心，我们也期待其肌酐继续下降，早日康复！

## 徐师按语

中医并无尿毒症的病名，但古代医籍中在"关格""癃闭"中有尿毒症类似症状的描述，《证治汇补》的关格门中说："关格者……既关且格，必小便不通，旦夕之间，陡增呕恶，此因浊邪壅塞三焦，正气不得升降，所以关应下而小便闭，格应上而生呕吐，阴阳闭绝，一日即死，最为危候。"此患者因糖尿病并发肾脏病变继发肌酐升高，从患者的舌脉来看，阳虚为本，湿热浊邪上逆，胃气不降，从而导致肺、脾、肾、三焦、膀胱俱病，在临证中当分清治标与治本，标病急当驱邪救正，本衰急应扶正救人，此证转瞬变化急剧，应抓住时机。看得准，攻得狠。

此患者证候当属少阴三急下证，根据"急者治其标"的原则，当以清热通下，故选用大柴胡汤。方中大黄，应当重用，攻下之后再治其本。

大黄的用法有三：

首先，只要见苔腻者，就可用大黄。

其次，当呕吐腹胀缓解后，才可以减大黄剂量。

最后，久用大黄恐伤脾肾阳气，以及中气下陷，治疗之法当用附子配大黄或黄芪配大黄。

少阴三急下证，实为少阴阳明合病，邪火太甚，必须釜底抽薪才能保住肾水，仲景以承气汤示人以法，而大柴胡汤表里双解，邪解之后，当救少阴。

# 十八、辗转反侧不能寐，妙用经方把梦还

## 诊治经过

中老年女患者王某，是地道的江南人，阿姨原本开朗善言，可是却被失眠困扰 10 年有余。这 10 多年，她时而入睡困难，时而寐后易醒，时而多梦易惊，甚至彻夜难寐。王阿姨一直在西医院服用西药治疗，但症状始终反反复复，使其苦不堪言。尤其近半年，也许是疫情使人烦躁，或者是长久的假期让人心中不安，这失眠的老毛病有所加重，每晚半夜必醒，醒后难以入寐。疾病的折磨使王阿姨产生无法控制的烦躁、焦虑情绪，半年来服用西药也不再有任何疗效，阿姨又尝试着不同的中医中药，仍然不见好转。整个家庭也因为她的病情，笼罩着雾霾。

多处求医无果的王阿姨，听人说徐师对于疑难病的治疗有些建树，抱着试试看的心理，于 2020 年 5 月 10 日来到了徐师的诊室。

刻诊时症见：入睡困难且半夜醒后难以入睡，甚至彻夜不寐，有时还有胸闷胸痛，口干不欲饮，大便稀溏，舌苔白厚腻，寸关脉浮弦，两尺弦滑。

徐师并没有给出辨证，当即给予处方，开出了猪苓汤合防己地黄汤，以观疗效。处方如下：

防己 7g，生地黄 30g，防风 10g，桂枝 10g，人参 10g，猪苓 15g，茯苓 30g，滑石 15g，阿胶 15g，酸枣仁 30g，鸡血藤 30g，首乌藤 30g，延胡索 10g，龙骨 30g，牡蛎 30g。

15 剂，水煎服。

当徐师开完处方后，学生皆一头雾水，但又不敢多问。

10 余天后，王阿姨反馈，其睡眠明显好转，坚持服药两个月，大便已成型，胸闷痛症状消失，睡眠已经奇迹般恢复正常。

这个病例诊疗完毕，适逢辽宁中医药大学附属医院开展病例讨论，徐师把病案抛出，大家踊跃发言。几位大主任也带头发言，他们认为这个患者是少阴、太阴寒湿，加虚火扰心而致，口干不欲饮是上热下寒，或者由瘀血所致，便溏考虑病在太阴，二尺弦滑，应该是肾阳虚有寒湿。方用乌梅丸合防己地黄汤。

还有的主任分析，这名失眠的患者，后半夜易醒，舌苔腻，便溏，关脉弱，考虑病在厥阴。尺脉弦滑考虑下焦寒湿阻滞。

其他的几名学生有的认为病在太阴、厥阴，两尺脉弦滑，提示有痰有火，水浅不能藏龙，所以龙雷相火浮越，厥阴火热在上，水寒在下，可选用半夏秫米汤治疗；有的认为是厥阴寒热或者少阴寒湿，方用乌梅丸合苓桂术甘汤，以温阳化气，助下焦湿热消除。

还有的学生希望徐老师解释下六经病证是不是根据《伤寒论》条文做出判断的。病例讨论的现场气氛一下子变得活跃了。

# 徐师诊疗思路

这个病例，对于六经辨证的理解有极其重要的意义。徐师说："临床中对于每一个医案，每一个疾病，我们都要分析出核心病机。"怎么来辨证？徐师认为辨证应首先辨六经，其次辨气血。本病案大家辨证为太阴、厥阴也是可以的，而徐师则是把两个经方合用。

这个患者以失眠作为主诉，病程达 10 余年之久，多次求医，疗效都不佳。此患者的失眠既有入睡困难，又有寐后易醒。从舌苔来看，苔厚腻，脉象上寸关脉弱尺脉弦滑，特别是右尺弦滑，湿浊阻隔是关键。仲景《伤寒论》319 条所述："少阴病，下利六七日，咳而呕渴，心烦不得眠者，猪苓汤主之。"从湿论治失眠，古今医家论述者寡，徐师研读《伤寒论》数十年，深知阴阳乃中医之根基，阳不入阴，是失眠的主要病机，其中，湿邪也会导致阳气不能交于阴。故以猪苓汤加减而取佳效。

该方药物组成为：猪苓（去皮）、茯苓、泽泻、阿胶、滑石（碎）。猪苓汤证为阴虚水热互结，临床多用于渴欲饮水、小便不利等泌尿系疾病，但当失眠伴小便不利等泌尿系感染症状出现的时候，亦应考虑猪苓汤。方中猪苓甘淡，入肾、膀胱二经，善"利水道"，且"专入膀胱利水"，利水作用较茯苓强，用为君药。茯苓甘淡，入心、脾、肾经，可"利小便""止渴"，又善"益脾助阳"以培土制水，"保神"以宁心；泽泻甘淡微寒，入肾、膀胱经，有"逐膀胱三焦停水""泻肾经之火邪""渗湿热"之效，二者共助猪苓利水渗湿之功，用为臣药。猪苓、茯苓、泽泻三药相须为用，相得益彰，使水湿有所出，则热自消。

患者入睡困难，烦躁不安，虽然没到发狂的地步，取类比象，仍可以辨证为防己地黄汤证。少阴病有两个证，热化的在气分，用黄连阿胶汤，由气入血分用防己地黄汤，患者内心烦躁，其病机属血虚风热内扰，故用防己地黄汤。该方出自《金匮要略·中风历节病脉证并治》："防己地黄汤，治病如狂状，妄行，独语不休，无寒热，其脉浮。防己一分，桂枝三分，防风三分，甘草二分，上四味，以酒一杯，浸之一宿，绞取汁，生地黄二斤，咬咀，蒸之如斗米饭久，以铜器盛其汁，更绞地黄汁，和分再服。"

方中生地黄清热凉血、养阴生津，蒸熟绞汁后还可起到补虚作用；防风"主大风"，温而不燥；防己祛风泄湿，主"热气诸痫"，防己、防风相须，可以祛风以散邪；桂枝通经脉又温心阳，配合甘草而成桂枝甘草汤，以行心脉、安心气，二者合用增强辛散之力，而且防止大量生地黄寒凝心脉，而壅滞气机。本方不仅示人以养血息风之法，也为后世阐明内风证的用药配伍方法奠定了基础，即重用平息内风药的同时，要佐以少量驱散外风药。生地黄甘苦寒，防风辛甘温，桂枝辛甘温，甘草甘平，防己苦辛寒，除防己外其余四味药均为甘味且用量最大。《素问·脏气法时论》有云"心欲软，急食咸以软之，用咸补之，甘泻之"，用甘味来"泻心"，后世不得其解，但此处却验之于张仲景。

综上，徐师考虑该患的核心病机为少阴热化，水饮湿热不化，选用猪苓汤合防己地黄汤，收效颇佳。今观徐师用以治失眠，诸医不解，实则与叶天士先生用酸枣仁汤大法相同，仍是甘酸济阴，苦味和阳，辛味理肝之法，阴足阳潜之理。

## 徐师按语

观传统中医治疗失眠，黄连温胆汤用于治疗胆郁痰扰型虚烦失眠；桂枝甘草龙骨牡蛎汤用于治疗心阳虚损，心神不敛，浮越于外，乃生烦躁之失眠；黄连阿胶汤主治少阴病阴虚火旺型失眠；归脾汤主要用于心脾气血两虚之神志不宁所导致的失眠；半夏秫米汤主治痰湿内阻，胃气不和之失眠。

而从湿论治失眠，选用猪苓汤治疗者寡，余把握核心病机，认为阳不入阴是失眠的关键，湿邪阻隔是导致阳不入阴的一个重要原因。

余认为：此患者当属少阴病，其本质是少阴阳虚，虚阳上浮，水气不化。水湿内停，津不上承则口干，虚阳上扰，故见心烦不得眠。水气不化，故大便溏稀。舌苔白厚腻，寸关浮弦，两尺弱。从脉诊来看，是典型的肾阳虚衰、虚阳上浮之脉，所以选用猪苓汤去下焦湿浊，防己地黄汤除上浮之热。

酸枣仁、首乌藤、延胡索为余治疗失眠常用对药，具宁心、养心安神之效。两方合用，失眠得除。

# 十九、肺癌后期并水肿，鸡鸣古方奏奇效

## 诊治经过

近日，徐师诊治了一名肺癌晚期的患者，其妻子陪同步入诊室。经问诊获知：患者姓宋，56岁，平素身体健康，极少生病，无吸烟史及酗酒史，生活习惯良好。2019年单位组织体检，结果显示，癌症筛查指标与自身既往数值相比呈升高趋势，建议到医院进行系统性检查。经系列检查后，确诊为肺腺癌，病情已是晚期。于当地医院接受EP化疗方案2个疗程，病情暂缓。1周前因"咳嗽气喘、咯痰"就诊于当地医院，予以西医常规解痉、抗炎、化痰药物，治疗后疗效不佳，仍建议抗癌治疗，患者拒绝，经朋友介绍求治于徐师。

刻诊时症见：气短喘促，口干苦，怕冷，下肢水肿，平素易感冒，小便略少，大便正常。徐师查舌脉：舌体胖，苔白腻，齿痕。患者深受病痛折磨，加之化疗所带来的副作用，望诊可见整个人略显萎靡，言语间流露着渐失治疗信心的消极情绪。

特鲁多先生曾言：作为医者，"有时是治愈，常常是帮助，总是去安慰"。于中医学角度分析，这与"形神一体观"的概念不谋而合，即形病治神，杂合乃治。于是徐师推心置腹、诚恳地与其交谈，帮患者

树立采用中医药治疗的信念。经望、闻、问、切四诊合参后，徐师辨为少阳少阴合病，处方如下：

柴胡 15g，黄芩 9g，姜半夏 12g，西洋参 10g，丹参 20g，木瓜 10g，槟榔 10g，苏叶 20g，陈皮 10g，吴茱萸 3g，半枝莲 30g，半边莲 30g，水红花子 15g，猪苓 15g，防己 7g，龙胆草 10g，牡蛎 30g，忍冬藤 30g，虎杖 15g，甘草 6g。

20 剂，水煎服。

徐师对我们跟诊医生悉心教导，循循善诱，强调道：人于天地阴阳之间，形体常有或大或小的疾病，心灵难免被其所侵蚀。若要成为所谓的"平人"，对形体要温柔一些，对精神要严格一些，劳逸结合，张弛有度，方可离通透近一毫，距疾苦远一分。于生命而言，变动是常态，正邪交争从未间断，不可妄自断言他人生死，面对沉疴痼疾，医生应全力以赴，祛除病邪，调形调神，身心并治。作为学生，我们听后受益匪浅。

疾病向愈是对医患双方诊疗参与度的极大认可，药到病解，渐入佳境是患者与家属的殷切期盼。三十余日后，再逢徐师出诊之际，我远远地看见宋伯与其妻候坐于诊室门口。步入病室后，宋伯微笑地自述道："偶尔还会有口干、苦的感觉，气短喘促、腿无力改善许多，不觉得那么怕冷了，足背微微有些肿。"徐师查舌、诊脉后处方如下：

柴胡 15g，黄芩 9g，姜半夏 12g，西洋参 10g，丹参 20g，木瓜 10g，槟榔 10g，苏叶 20g，陈皮 10g，吴茱萸 3g，半枝莲 30g，半边莲 30g，水红花子 15g，猪苓 15g，防己 7g，龙胆草 10g，牡蛎 30g，忍冬藤 30g，虎杖 15g，桂枝 10g，牡丹皮 10g，茯苓 30g，桃仁 10g，甘草 6g。

体会理解此方，可以明晰的是，徐师以鸡鸣散证作为本患的立法基础，在脏腑互动关系中突出少阳三焦气机枢机的重要性，谨遵三辨六法之道，整体识病，关联分析，其用药之义究竟为何，遂由下文深入剖析以明了。

三诊时，患者已无咳喘，下肢水肿消失，以攻坚散结消瘤方治之。

## 徐师诊疗思路

徐师认为：中医治疗肺癌，当以湿、热、火、毒、瘀等方面为切入点，基础治则多为清热解毒、行气活血、化痰散结之法，综合审察患者体质及刻下正气盛衰，遣以阶段性、针对性、个体化的方药施治。诚如《医宗必读》所言："初者，病邪初起，正气尚强，邪气尚浅，则任受攻；中者，受病渐久，邪气较深，正气较弱，任受且攻且补；末者，病魔经久，邪气侵凌，正气消残，则任受补。"时刻谨记中医遣方用药所秉承的"祛邪不伤正，邪去则正安"立法原则。

中医学中无"肺癌"这一疾病，根据疾病的临床症状及体征，可将其归属在"肺积""积聚"等范畴。博览医籍文献，知《杂病源流犀烛》述有："邪积胸中，阻塞气道，气不得通，为痰为血，皆邪正相搏，邪既胜，正不得制之，遂结成形而有块。"说明古代医家对肺癌的病因病机认知明晰。徐师认为，肺、脾、肾三脏虚损是诱发肺癌的根本原因，而放化疗及靶向治疗后，其毒副作用严重损伤机体先后天之本，出现气机不畅、水液代谢失常等少阳三焦疏利不畅现象，临床可见气喘、口苦咽干、水肿、小便短少等证候，故治疗法当以疏利少阳、调畅三焦为主，针对兼病或兼证辅以对症治疗。

徐师治疗肺癌化疗后相关病症遣方用药之际，尤重视患者正气盛衰情况，将"扶正养正是治癌之正道，正胜则邪退""养正积自消作为治癌的第一要着"的抗癌思想贯穿诊治始终。针对本病，徐师基于疏利三焦、化气行水的原则灵活配伍运用，方用鸡鸣散，酌加"专病专药"，以柴胡、猪苓、防己等枢转气机之品，行气利水、渗化水湿；丹参、虎杖活血利水之品，疏利三焦，斡旋气机；半枝莲、半边莲、水红花子等清热解毒、通经利尿、散血消瘕，增强方药对病证的特异性，提高疗效。

本例患者自诊断后，历经数次化疗，出现少阳失和、三焦失疏等证候，故疏利少阳三焦气机可获良效。在治疗上，结合舌体胖，苔白腻，齿痕等，以疏利三焦、化气行水为治则，主方选用鸡鸣散。少阳失和，紊乱三焦，气机不畅，使得机体水液代谢失调；在上出现口苦咽干等少阳证候，在下出现足背肿、小便短少等证候，整观周身，出现气短喘促、怕冷、易感冒等气失和顺、温煦失职证候。

鸡鸣散，出自南宋医家朱佐所著的《类编朱氏集验方》，方由槟榔七枚、陈皮一两、木瓜一两、吴茱萸二钱、桔梗半两、和皮生姜半两、紫苏茎叶三钱组成，具有行气降浊、化湿通络的功效。临床主治湿肿脚气，症见足肿胫重无力，麻木冷痛，恶寒发热或挛急上冲，甚则胸闷呕恶；亦可治疗风湿流注，脚肿痛不可忍或筋脉肿大者。

复诊之时，徐师投以桂枝、牡丹皮、茯苓、桃仁四味，奏祛湿通络、活血散结之效。桂枝辛温走窜，通阳化水；茯苓健脾利湿，强化上方宣通三焦、化气行水之力。三焦通畅，气化水行，雾露之溉，滋润全身则口干苦得解，水有所主，不得停聚则足肿即除。

肺癌的纯中药治疗，效果颇佳，但治疗非一方一法，需谨遵仲景"观其脉证，知犯何逆，随证治之"的整体思想，根据具体病机的变化辨证施治，切忌一方到底、守株待兔。积极有效的中医药干预对于延长肿瘤患者生命周期、提高生存质量均有重大意义。

## 徐师按语

肺癌的发展可分三个时期，即进展期、稳定期和静止期。在稳定期需要中医来改变患者的内环境，假如没有中医的参与，一旦有外界诱发因素又可导致肿瘤细胞的生长。所以，在进展期我提倡中西医结合治疗，在稳定期、静止期建议纯中医治疗。

在肺癌的发展中，咳喘、水肿、疼痛是肺癌的三联征，治疗大法当遵从六经。痰饮内盛，常常导致咳喘或水肿，消痰饮法，外饮当遵从治脾，内饮当遵从治肾之原则，由气及血当气血同治，余常选用鸡鸣散消除水饮有佳效。其次，药以重病当守方之，当水饮消除，再以攻坚散结消瘤方治之。

# 二十、偏头剧痛缠十年，巧用验方除顽疾

## 诊治经过

患者刘某，女性，53岁，被偏头痛困扰了10余年。10多年来，刘某的偏头痛反复剧烈发作，多次就诊于我市各大医院，中、西医兼用，内、外法并治，疼痛却有增无减，频繁发作。每次头痛发作时疼痛剧烈难忍，持续时间很长，饱受痛苦。且右侧甚于左侧，下午及晚上加重；头痛与情绪波动密切关系，生气及紧张后头痛尤甚。刘女士每年冬天都怕冷，手足寒，无口干苦，睡眠差，半夜醒后不易再入睡。让刘女士最难忍受的是，近30年来大便每1～2周行一次，苦不堪言。同时伴有口腔溃疡病史数年，颈椎病病史20年，还有胆囊切除术后，浅表性胃炎等病史。

我们看患者描述病情的神情，感同身受地体会到了她的病痛。隐约觉得这个患者头痛与大便难、反复发作的口腔溃疡貌似有联系，可是再深入下去却想不明白。徐师看过患者，把脉、望舌，随口问我们："怎么考虑？用什么方？"我的心中浮现了"引火汤"一方，隐约记得其可将龙雷之火引火归原。可是看到徐师却给出如下处方：

制川乌3g，防风10g，黑小豆10g，胆南星12g，细辛5g，白芷

10g，白芍 30g，甘草 12g，当归 30g，荜茇 3g，藁本 10g，制附子 7g，生地黄 30g，熟地黄 30g，升麻 10g，枳壳 10g，厚朴 10g，蜂蜜 30g。

14 剂，水煎服。

一周后我对患者进行了随访，得知这一周患者偏头痛并未发作，更重要的是困扰已久的便秘问题也得到解决，现在 3 ～ 4 天排便一次。患者很高兴，我们也为之喜悦，静观后期疗效。

二诊：头痛一个月未发作，多年颈椎病也已痊愈。徐师指示继以原方巩固治疗。

## 徐师诊疗思路

诸经皆可见头痛。病在太阳经者，伴项强而恶寒；阳明经气血旺盛，邪入易燥化，邪热内郁，病在阳明经者，见前额头痛可伴发热；少阳经脉不利则肝火内郁，病在少阳经者，头角痛，伴寒热往来，胸闷，脉弦；厥阴源于足，上行夹胃属肝络胆，与督脉会于颠顶，病在厥阴经者，寒凝肝脉、浊阴上逆头顶痛；少阴之精不得上承于脑，脑络失养遂发为头痛，多以空痛为主。如此看来，两侧头痛为少阴或少阳头痛，无口干苦排除少阳病。

张景岳云："少阴头痛，三阴三阳经气不流行而足寒气逆，为寒厥。"《吴述温病研究·伏邪》认为"冬伤于寒，春必病温""冬不藏精，春必病温"，是指冬天气候寒冷，素体阳虚或精虚之人，即素体少阴不足，感邪后体虚导致正邪不争，虚与寒导致邪气的潜伏。到春天，少阳当令，人体阳气来复，正邪相争就使伏邪外发。少阴伏邪的偏头痛患者常表现为神疲乏力、形寒肢冷、心悸不宁、面色少华、便溏纳差、腰腿酸痛、舌淡胖苔白、脉沉细弱等症状。寒邪伤人，同气相感，内舍于阴，此少阴虚寒型偏头痛常因受寒或季节气候变化即发或加重。患者冬天畏寒，舌胖大边有齿痕，苔薄腻，所以是少阴头痛热化的征象。患者头痛下午、晚上重，与足少阴肾经循行时间（酉时）相符，该患者夜间醒后不易再入睡，并伴有便秘，均为肾阴不足，邪从阳化热。

徐师认为，该患偏头痛与反复发作的口腔溃疡应结合起来整体诊疗，从经络相关性角度考虑与心肾关系密切，考虑为虚火，肾中虚火上越于心，心中阳气不足而致。

本方中川乌其性温热，能逐寒燥湿，通行十二经，除寒开痹，破积散结，消顽痰；细辛具有升浮之性，善窜透开滞，长于搜肝肾血分之风寒；川乌、细辛为温通开痹、除寒破积散结而镇痛之要药；制附子补火助阳、散寒止痛，上助心阳，中温脾阳，下补肾阳；胆南星豁痰清热，且胆南星性偏寒，能约束制川乌、细辛、附子温燥之性。南星治疗肿瘤生用，治疗头痛用胆南星。

黑小豆健脾利水，祛风除痹，补肾益阴；防风归肝、脾、肺、膀胱经，祛风解表，祛湿止痛；白芷散风除湿止痛；白芍归肝、脾经，敛阴，止痛；荜茇温中散寒，下气止痛；藁本祛风散寒，除湿止痛；生地黄清热养阴；熟地黄滋阴，益精填髓；升麻清热解毒，善治口疮，还有一定的镇痛作用；当归行滞止痛，润肠通便；厚朴燥湿消痰，与枳壳共用理气行滞；蜂蜜润肠通便，缓和药性，解乌头、附子毒性；甘草缓急止痛，调和诸药。

至于降龙雷之火之引火汤，将肝火下降于肾，二者有所不同。通过这个病例，我们看到了徐师经方、时方灵活变换，治疗疾病得心应手，收效显著。

## 徐师按语

寒热虚实皆可以导致偏头痛的发生，此患者脉诊沉紧，当属三阴伏寒证，病位深，病情重，当以川乌大毒之药破沉寒，通经络，故选用任应秋先生治疗偏头痛的经验方加味乌星散，原方如下：制川乌、南星、细辛、地龙各 3g，菊花 6g，冰片 0.9g。余对此方进行了改良，去冰片、菊花，合用芍药甘草汤加荜茇、藁本治疗寒性头痛，治疗热性头痛加生石膏、龙胆草，对各种顽固性头痛皆有佳效。

# 二十一、肺癌脑转疑无路，柳暗花明又一村

## 诊治经过

初识王伯是在他送女儿上班的路上，印象中他是一位精神矍铄的老者。就在那以后不久，突然听说他做了肺癌手术，术后恢复得不是很好，很快出现了脑部转移病灶，再加上又做了 70 余次的放化疗，可谓雪上加霜，整个人都变得不堪一击了。再次见到他是去年 12 月中旬出现在诊室里，轮椅上歪歪斜斜坐着的老人我几乎认不出。原来在做最后一次化疗的第 4 天，王伯突然出现头痛剧烈、频繁呕吐、不能进食的症状，伴左眼球固定、复视、眼睑下垂，卧床不起，并被迫停止化疗出院，家人四处求医无果。我试着给他扎了针，在行针过程中，他仍然呻吟不止，眉头紧锁。当时正赶上附属医院准备引进"特聘教授"徐书老师，我就试探着问了问："徐老师在肿瘤方面很权威，要不，等他来，找他给看看？"家人不想放弃任何一丝治疗的机会，于是 2019 年 12 月 21 日下午，王伯被推入徐师的诊室。

刻诊时症见：神衰，精神萎靡，头不能仰视，语不能言，家人代述头痛如劈，大便七日未解，请老师想办法止痛。患者舌燥，红而干。徐师辨为少阴热化证，处方如下：

熟地黄 90g，麦冬 10g，巴戟天 10g，茯苓 30g，五味子 10g，柴胡 10g，龙胆草 10g，牡蛎 30g，黄芩 9g，生石膏 30g，细辛 3g，藁本 5g，酸枣仁 20g，延胡索 10g，蔓荆子 10g，枳壳 10g，厚朴 10g，大黄 5g，当归 20g，炮姜 10g，西洋参 10g，生姜 10g，大枣 10g。

20 剂，水煎服。

我懵懵懂懂地开着药方，并不知道开方的依据，更不晓得服完中药的王伯会是什么样的变化。大概在服药后的十余天，他的女儿告诉我："父亲想下地走走了。"接着就是春节，原本想着等徐师 2 月份来出诊时再次就诊，可随之而来的新冠肺炎疫情肆虐，阻挡了其出诊的脚步。由于家人的信任，我照猫画虎地给王伯加加减减，这个方子服用了半年有余，王伯的病情明显得到改善，头痛症状消失，无呕吐，进食正常，眼球活动灵活，甚至经常自己骑自行车去公园，一家人欣喜若狂。得之徐师 6 月再次来我院出诊，他早早地就去医院做了复查。

6 月 30 日一大早，他就挂了号，告诉徐师："现在就是有点乏力，口干，咳嗽，偶有气短，大便日两次，其他都挺好。"徐师查舌诊脉后给予处方如下：

仙鹤草 100g（单煎），白英 20g，龙葵 20g，海浮石 15g，合欢皮 15g，丹参 20g，桃仁 10g，槟榔 10g，鱼腥草 20g，血竭 10g，白及 10g，生地黄 15g，熟地黄 15g，山茱萸 15g，百部 10g，前胡 10g，枇杷叶 30g，甘草 6g，海藻 30g，昆布 30g，黄芩 9g，乌梢蛇 30g，水蛭 5g，土鳖虫 10g。

20 剂，水煎服。

对王伯的两次遣方用药，让我们跟诊医生几乎摸不到头绪，从应用熟地黄 90g 的引火汤，到大剂量单煎仙鹤草的消瘤方，徐师的诊疗思路是什么呢？

## 徐师诊疗思路

肺部肿瘤最常见的转移为肺内转移、骨转移、脑转移。中医对肺癌脑转移的认识散见于古代文献中。早在《素问·至真要大论》就有着"头项囟顶脑户中痛，目如脱"的描述，属"厥逆""真头痛""头风""癫狂""痫证""痿证""内风"等范畴。

"头为诸阳之会"，是阳气最旺盛的脏腑，阳气不足，浊阴之邪上犯，痰浊瘀血互结，发生脑瘤。肺朝百脉，肺部虚损，阳气不足，浊阴、痰浊极易乘虚上犯于脑，发生脑部转移瘤。查阅古籍，古代因没有影像学检查，不知脑部是否有瘤，只是根据患者的症状来用药，所以文献中皆以大补气血来解除肢体障碍。西医学的微观论让我们更能看清疾病的来龙去脉，有的放矢，抓住核心病机，一攻即破。

徐师治疗肺癌脑转移的思路，主要看患者的正气情况。若正气较强，以攻邪为先，多取得明显疗效。若患者正气微弱，即使患者肿瘤增大，也不宜强攻之，当遵循扶正即是祛邪的原则，听邪自去。而在选方用药上，常从少阳、少阴入手，对于少阴阳虚证的，可选用麻黄附子细辛汤加天葵子、制天南星、菊花、土茯苓、制何首乌等。徐师通过临床观察发现土茯苓有抑制脑肿瘤的作用，重用土茯苓可以息头风，与首乌配伍，对肿瘤有消散作用。徐师治疗脑部肿瘤，除辨证精准以外，对专病专药有很深的造诣，特别是重用生南星可消除脑中肿瘤。而疾病由气伤精，精亏之处必为肿瘤落脚之地，故对于少阴精亏至甚之人，治疗重以填精益髓，方用引火汤。

本例患者肺癌术后，初诊之时已经历过数十次放化疗，金伤而不能生水，出现肾不纳气、肾精亏损等证候，故以补肾填精可取良效。在治疗上，结合其舌暗苔白腻，脉沉细，以金水不生之治法，补肾填精治疗，选方引火汤。"怪病多痰"，患者剧烈头痛、频繁呕吐多属因虚火上攻，清阳不升，但往往夹痰夹瘀，实属少阳夹痰夹湿证，故加用柴胡加龙骨牡蛎汤，以除诸症。通过半年随访，投以本方确有良效。

引火汤是以熟地黄为君药的名方代表。其方出自《辨证奇闻》，组成为熟地黄三两，巴戟天、麦冬各一两，五味子二钱，茯苓五钱，有滋阴补肾、引火下行之功，原本主治少阴肾水亏虚，水火不济，虚火上炎之阴蛾证。

引火汤是引火归原法的代表方剂之一，属于"热因热用"的反治法，亦是"引治"法的具体运用。方中重用熟地黄为君，滋阴补肾、大补肾水。《本草正》云："熟地黄性平，气味纯静，故能补五脏之真阴。"《旧唐书》中记载，药王孙思邈因常年练气功且食用熟地黄而寿达140余岁，死后"经月余，颜貌不改，举尸就木，犹若空衣，时人异之"。巴戟天、麦冬为臣。《本草经疏》云："巴戟天性温，既能补益元阳，又能下气降火。火降则水升，阴阳方可互宅。"《本草新编》云："巴戟天……既益元阳，复填阴水，为真接续之利器，有近效而又有速功。"陈士铎认为"火伏于肺中,烁干内液,不用麦门冬之多,则火不能制矣",麦冬可降肺火,增液滋阴,与熟地黄一同使金水相生。佐以五味子能收能补,收降伏火、滋补肾阴。此外,茯苓培土以制水,补充熟地黄滋腻而阻碍的脾胃之气。全方滋阴补水,引相火归肾元,使水火既济。引火汤一方,重用熟地黄大剂滋水填精,填精即可降火,壮水敛火,引龙归海,共达水火相济、阴阳和合之状态。

该方原本治疗咽痛,其病机在于肾水不足,火不归元。其中"元"又为"原""源",指肾或命门;"火"指"相火",又称"浮火""浮阳""命门之火""龙雷之火"等。"相火"概念出自《素问·天元纪大论》"君火以明,相火以位"。"火不归原"即龙火上越,不安于本位,肾精、肾阴亏虚,引起虚火上浮、阴寒内盛、肾阳虚所致虚阳上越等。中医认为人体健康在于阴阳的协调,而"阳化气,阴成形",阳升阴降方可水火既济,若阳在上而阴在下,则阴阳不和,恐发上热下寒。

徐师将引火汤灵活应用于肺癌脑转移的治疗,收效显著。其认为:肿瘤放、化疗后,或久病耗伤肾阴,浮阳上奔,而见头面升火,面红目赤;或口舌生疮,多属火不归原。而大剂量应用熟地黄,直入下焦,填精,精化气,气化则水化。正如清代医家陈士铎在《本草新编》中记载:"熟地……能生血益精,长骨中脑中之髓。真阴之气非此不生,虚火之焰非此不降。"大补真阴,熟地黄最宜,其不仅能滋阴养血,补肾强精,更能纳气归原,消虚痰饵。故对痰喘日久又有肾虚者,不论是否夹有痰湿,即使有舌苔黄浊腻而不化,熟地黄应用亦在所不忌,且适当大剂重投。而对于脾胃湿盛、中虚气滞者,熟地黄的确会滞气呆运，助湿生痰，反增腹胀纳呆之弊。

徐师治疗肺癌，遵循"三辨六经"之法，即首辨阴阳，次辨六经；再辨气血阴阳之亏，治疗温补肾阳为先；辨病与辨证相结合，以明肿瘤之性。

肺癌的脉诊，应着重看右寸脉。若右寸脉浮弦，或者浮弦滑、浮弦数，为肺癌相对进展期。患者本次就诊，右寸脉缓，说明该患此时处在肺癌相对缓解期，且正气充足。故本次就诊，在用药上，徐师以攻瘤为主。方中大剂量应用仙鹤草单煎，配以槟榔，起到抗癌作用。白英、龙葵为肺癌的专病专药。

肺癌的纯中药治疗，效果极佳，但非一方一法可以解决，而中药切入的时机非常重要，越早越好，可以阻断病情的发展，给患者带来一束曙光。

## 徐师按语

余认为，中医治癌，必察虚实之缓急，邪气之凶猛，邪实者，急祛其邪，正虚者，急培元固本。然放化疗之后，微实微虚者，宜应急祛其邪一扫而除，大实大虚者，宜急顾其正，兼祛其邪。正如伤寒少阴三急下证所言，明医者，当圆机活法，随证变通，不能死板句下，读刻板之书以致误人性命也。

此患者放化疗之后，出现大实大虚之证，由气入血伤及肾精，故重用熟地黄填精化气，引火归原。

肺癌脑转移，在临床非常常见。余之经验，头为诸阳之会，阳气不足，痰浊上泛，闭阻清阳，外寒趁虚而入，最终导致瘀血痰浊互结，形成肿块。正如《黄帝内经》所言"阳化气，阴成形"，治疗之法当分清在气、在精之层面，结合专病专药，方可取得佳效。

# 二十二、经方时方首尾接，主证脉法疗效明

## 诊治经过

这位王姓患者 50 岁，初诊是在治未病科室，主任给予了中药及针灸治疗，疗效尚佳，但仍有些症状未见缓解。此患者为某单位领导，平素工作繁忙，脑力劳动强度很大，恰逢徐师来我院出诊，遂介绍其到徐师这里诊治。患者初诊时自述如下：

（1）身体感觉从体内往外的湿冷、阴凉，怕冷，具体表现是头易出汗，后背凉，腿和脚冰凉。喝水吃饭头立即出汗。

（2）睡觉要睡着的时候身体会抖动几下。

（3）经常胸闷心悸，后背心脏反射点疼。

（4）想打嗝打不出来，憋得胸腔和腹腔都不舒服，口干、口苦。

（5）心情焦躁，爱生气，发脾气。

（6）体乏，便溏，打不起精神，感觉累，腰膝酸软。

查看患者舌胖大，有齿痕，苔白腻，左关弦细数，右脉沉细，尺弱。

患者既往 2 型糖尿病病史 15 年（口服欧唐宁和二甲双胍缓释片），餐前血糖 6.5 ～ 8mmol/L，餐后 2 小时血糖 8 ～ 10mmol/L；患

115

有冠心病，冠脉 CT 提示左前降支阳变 70%，未治疗；甲状腺左叶上极中部及右叶下极结节（T2–RADS4b 类）、甲状腺峡部偏左结节（T2–RADS4a 类）、甲状腺其余结节（T2–RADS3 类）；轻度脂肪肝，胆囊多发息肉；高血压，服药后基本维持稳定；腰椎间盘突出症。针对这么多的症状，我们无从下手，而徐师辨为少阳少阴合病，当即处方：

当归 10g，白芍 10g，北柴胡 10g，龙胆草 10g，天花粉 24g，干姜 3g，炮姜 10g，北刘寄奴 30g，地骨皮 20g，桂枝 10g，牡蛎 30g，黄连 30g，制附子 10g，大枣 10g，鲜生姜 10g。

15 剂，水煎服。

患者服药半个月后感觉描述：

（1）体寒好转很多，身体温热，腿在暖和的时候不出凉汗，脚也有温热的感觉。

（2）睡觉前抖动有改善。

（3）能打出嗝来。

（4）心情较服药前也有明显改善，不急躁，不爱发脾气，整个人感觉有精神，腿脚轻便。

（5）口干、口苦有明显改善。

（6）血糖、血压无变化。

由于疫情，患者照原方间断口服汤药 2 个月后停药。直到 2020 年 6 月末，徐师恢复在沈阳出诊，他再一次出现在诊室。

此时的患者已无口干口苦，无胸闷，仅上半身时有出汗，小便频，大便黏腻，下肢冷，舌胖大，舌苔薄白，尺脉沉细。

徐师给予调方：引火汤加减。

熟地黄 90g，天冬 10g，麦冬 10g，五味子 10g，玄参 10g，丹参 20g，当归 10g，黑顺片 10g，炮姜 10g，山慈菇 10g，枸杞子 30g，菟丝子 30g，猫爪草 10g，肉桂 3g，海藻 30g，牡蛎 50g，龙骨 50g，海浮石 15g。

15 剂，水煎服。

患者再次服药后半月反馈：

（1）体力恢复如初。

（2）晚上睡觉身体偶有抖动。

（3）心脏已无不适。

（4）甲状腺结节未复查。

（5）仅时有腰膝酸软。

对这例亚健康状态患者的调理是临床上我们经常遇到但却很难改善的，徐师凭借其扎实的基本功，让这位"挑剔"的患者脸上最终露出笑容，我们来分析下徐师的诊疗思路。

## 徐师诊疗思路

徐师主张以脉诊为中心，经方为龙头，时方验方为龙尾。这个病例真切地展现了徐师博通古今的深厚医学功底。徐师临证强调治病需抓主证，患者症状冗杂，如何抓住主证是决定临床疗效的关键，但又如何在主证不易明辨的情况下精准辨证呢？徐师告诉我们要"凭脉辨证"。此患者就是一个临床症状特别繁杂的患者，徐师通过四诊合参，抓住患者口干、口苦、烦躁、便溏、肢冷、腰膝酸软等主证，结合左关弦细数，右脉沉细、尺弱，徐师称之为"左右关脉不调"之典型脉象，舌苔白腻，辨证为"胆热脾寒"证，应用柴胡桂枝干姜汤清上温下，转枢气机，斡旋肝脾，疗效甚佳。

柴胡桂枝干姜汤见于《伤寒论》第147条，原文为："伤寒五六日，已发汗而复下之，胸胁满微结，小便不利，渴而不呕，但头汗出，往来寒热，心烦者，此为未解也。柴胡桂枝干姜汤主之。"该方历代均被认为是治疗少阳兼水饮的方剂，但临床应用者寥寥无几，其效果也不能令人满意。但在刘渡舟教授提出"胆热脾寒"的病机后，学界对此方有了更好的发挥应用。徐师认为《伤寒论》中少阳为半表半里，是表里传变的枢机，少阳为枢，不仅是表证传里的枢机，也是三阳病传入三阴的枢机，故临床可用本方和解少阳兼治脾寒。临床之余，徐师耐心地为我们分析此患者，该患者为某地区领导，平素工作繁忙操劳，事务繁杂，心情焦躁，爱生气，发脾气，此为少阳枢机不利，故出现《伤寒论》原文中所讲的"胸胁满微结"症状。乙木郁热，胆火上扰，伤津耗液，则口干口苦。肝胆气机疏泄不利，加之脾虚不运，脾胃气机升降失司，故腹胀，想打嗝打不出来。中阳不足，则身体感觉从体内往外的湿冷、阴凉，便溏，怕冷，体乏，打不起精神，感觉累，腰膝酸软，结合舌胖大齿痕，舌苔白腻，脉沉细，考虑此为一派脾胃虚寒之象。运用柴胡桂枝干姜汤，主要以柴胡、黄芩清利肝胆，以干姜、炙甘草温补脾阳，而桂枝则有交通寒热阴阳的作用。用天花粉生津止渴，对糖尿病胃肠功能紊乱或者口渴口苦者，正相合拍。辨证加减以归、芍滋肝阴，龙胆草泄湿热，更用刘寄奴活血祛瘀，通络止痛，以解下肢夜晚抖动。方简效专，疗效明显。

二诊口干、口苦症状消失，左右关脉已调，胆热除脾寒清，唯见小便频、下肢冷、脉沉细之少阴虚寒证，故徐师以引火汤导龙归海，填精化气，患者恐其甲状腺结节进展恶化，求徐师兼顾消瘿散瘤。第一味药"熟地黄90g"，徐师笃定的语气让在场的人为之一振，初见引火汤熟地黄原方也不过三两，徐师解释道："治下焦如权，非重不沉，熟地黄重用，可直达下焦，填精化气。"一语点醒梦中人！徐师还强调方中的肉桂、附子之温阳之品，皆需有形之精作为物质基础方可助阳，可谓"阴中求阳，阳中求阴"。方中出现的几个药对为徐师治疗甲状腺结节常用之品，即山慈菇、猫爪草；海藻、海浮石；牡蛎、龙骨。山慈菇解毒散结，善疗增生肥大，猫爪草清热解毒，散结消瘰；海藻、海浮石皆为咸寒之品，能软坚散结；牡蛎、龙骨既可软坚又可固肾精，一药多效。

　　抓主证，辨脉诊，懂药性，疗效明。

## 徐师按语

　　在纷繁复杂的症状中，如何能精准地辨证？中医提出四诊，但在四诊中脉诊是关键，仲景在《伤寒论》中先辨其脉，再辨其病。《黄帝内经》云："善诊者，察色按脉，先别阴阳。"余在临床中学习恩师李士懋教授的"以脉定证，以脉定方"，在临证中可以左右逢源，有的放矢。比如左关浮弦或者弦细，不管它有多么纷繁复杂的症状，皆可用小柴胡汤来治；若左关弦滑有力，只能用大柴胡汤；若左关弦大而滑，可用大柴胡汤合用白虎汤；若两关不调及左关强右关弱，或右关强左关弱，皆可以选用柴胡桂枝干姜汤。

对于柴胡桂枝干姜汤的解释，仁者见仁，智者见智，余认为，该方适用于少阳气机郁结，三焦水道不利所致。凡邪陷少阳，水湿不化，津液受伤之证皆可以用柴胡桂枝干姜汤治之，可和解少阳枢机之邪，助气化以生津液，使少阳得和，枢机得畅，阳升津复。尺弱者当合用四逆汤。

# 二十三、厥阴病证见多端，善用乌梅抓主证

## 诊治经过

徐某，男性，45岁。自述由于受凉后引起的周身不适已经持续很多年，经常头昏，头胀，头部麻木，睡眠欠佳，手足冬天寒、夏天热，腰膝酸软，口干苦。他的这一系列病证都不是很重，但是却无时无刻不存在，这样的痛苦折磨得徐先生心力交瘁。他辗转了很多医院，看了很多名医，西医院给其开具的均为治疗"神经症"的药物，出于对这类药物副作用的恐惧，徐先生不敢服用；不同的中医医生给徐先生开出了不同的中药方子，也都未见效。说来也巧，徐先生有一次去北京出差，听说江南一位名医在北京中医药大学国医堂出诊，治疗疑难杂症疗效不错，在沈阳也会出诊，便留了心，并最终挂上号。

刻诊时症见：舌质淡暗，苔白薄腻，舌底瘀紫重。脉沉弦紧，左关弱，沉取双尺脉皆弱。

徐师辨为厥阴病，开出处方如下：

乌梅15g，黄连6g，细辛3g，黄柏12g，当归10g，人参10g，干姜3g，制附子10g，菟丝子10g，枸杞子10g，巴戟天10g，淫羊藿10g，龙

骨 30g，牡蛎 30g，酸枣仁 30g，延胡索 10g，枳壳 10g，竹茹 15g。

15 剂，水煎服。

以此方治疗三月余，诸证消失。

## 徐师诊疗思路

请教徐师后得知，针对本病例中患者的症状及左关弱的脉象，核心辨证以肝阳虚为主。徐师采用了乌梅丸以治寒热错杂，合肾四味以补肾之阴阳再酌加龙骨、牡蛎、酸枣仁以安神。

据徐师经验，由于受凉等因素导致的头昏、头胀、失眠等症状，若符合寒热错杂的病机，都可以采用乌梅丸来辨证论治。乌梅丸是徐师的常用方，徐师运用乌梅丸辨治厥阴病亦有着丰富的经验，每每收获良效。

乌梅丸出自医圣张仲景的《伤寒论》，由乌梅肉、花椒、细辛、黄连、黄柏、干姜、附子、桂枝、人参、当归组成，具有缓肝调中、清上温下的功效。用于蛔厥，久痢，厥阴头痛，症见腹痛下痢、颠顶头痛、时发时止、躁烦呕吐、手足厥冷。厥阴病"乌梅丸"方，是仲景运用补肝用酸、助用焦苦这一原则的体现。补肝用酸就是用乌梅，助用焦苦就是用黄连、黄柏来降火，以甘味来合之是以人参甘味来缓肝之急，补五脏。当归补肝血，细辛、附子、桂枝、蜀椒补肝阳。此方主要四味就是乌梅、黄连、当归、附子。"乌梅丸"是一个包含酸、甘、辛、苦味的方子——其中酸甘化阴，辛苦通降；辛甘为阳，酸苦化阴。这是一首寒热并用、调和阴阳的专剂。乌梅丸集数方之功于一身，具多种功效，扶阳调寒热，使阴阳臻于和平，故应用广泛。

厥阴为风木之脏，因为它主风，所以有很多痒的症状，如全身的痒、头皮的痒都是跟厥阴有直接的关系，甚至大便的泡沫都与之有关。厥阴风木之脏，它是春天温和之气所化，既有阳输阴布之功，又具发陈启新之效，它内藏相火，体阴而用阳。厥阴之病以阴阳交错为乱象，其体在血，用在气机的升降。厥阴风火可以引起头痒、眩晕、抽搐，气机升降之偏，横逆犯肺，可以引起消渴、喉痹。肺邪可以移肝，表现为下利脓血，或者表里相传，或者上下所犯。气偏上则病上，表现为呕吐，气下陷则病下，表现为腹泻。横逆犯脾则表现腹胀。厥阴病病位可以在经、在腑、在脏。所以其提纲是消渴、气上撞心、心中疼热、饥不欲食、食则吐蛔、下之则利不止。证候是上、中、下三焦俱病，其性质就是寒热错杂，上热下寒，厥热胜负。

在本病例中，徐师针对患者之寒热错杂的病机，考虑到足厥阴肝经上入颠顶，患者出现的头昏、头胀、失眠等症状均可从厥阴论治，故亦以乌梅丸为主方。

徐师在临床总结"乌梅丸"有三种证型：上热下寒，上寒下热，以及局部的热、全身的寒。舌质可以是红的，舌苔可以是黄腻的，这种情况下热证除黄连、黄柏外还可以加黄芩，重用石膏、大黄；如果寒重的可以重用附子、干姜；表重的可以加重桂枝、细辛的剂量。

厥阴病的"乌梅丸"是寒热错杂的病机，容易产生两个极端：第一个是厥阴寒化证，这个时候一般合用吴茱萸汤；第二个为热化，可以合用白头翁汤。风重、头晕可以加龙骨、牡蛎。失眠半夜醒，由阳不下归、阳不入阴引起，可以加酸枣仁、延胡索、龙胆草。腰痛的一般加肾四味。阴部瘙痒或者宫颈肿瘤引起的可以加当归贝母苦参汤。消渴轻证加生石膏，也可以加当归、刘寄奴。以上乌梅丸的加减运用均来自徐师多年的临证经验。

在本案中，肾四味的运用主要是针对患者腰膝酸软的症状，且脉诊见脉沉弦紧，提示颈椎、腰椎有问题，这亦是徐师多年临证经验所得。中医理论中，肾主骨生髓，故在本案选用肾四味以补肾阴肾阳。

这个患者服药 10 天，便觉得周身轻松，头脑清晰，口干症状消失。服用 1 个月后，他很喜悦地给徐师发来信息，表示困扰多年的亚健康症状几乎完全消失，徐师也很替他高兴。

临床上的患者往往病证表现多样化，需要抽丝剥茧，理清病机，针对病机选方用药。徐师强调勿要本末倒置，才能够收获良效。

## 徐师按语

肝阳一虚，水寒土湿，中阳虚衰，水湿内停，心火上炎，肺气不降，此时当温肾，升肝阳，泻心火，降肺气，一气周流。乌梅丸之义，正是针对病机所设，以姜附大辛大温以治其寒，桂枝甘草升肝阳，连柏大苦大寒以泻心火，人参甘草补其中，细辛走里达表，川椒乌梅辛开酸收，一开一阖，此方配伍之精妙，具有升降开阖之功。余临床用之，可治上、中、下三病，如头晕、头痛、头皮痒、目痛、失眠、恶心呕吐、腹胀、慢性腹泻、阴囊湿疹、下肢皮疹等。

# 二十四、半夏泻心治痞满，活用降糖取效佳

## 诊治经过

61 岁的张先生，居住在辽南地区，刚刚退休，退休前他一直从事着高强度的脑力工作，无暇顾及身体。患糖尿病已有十六七年，一直口服多种降糖药，但血糖仍然控制不佳。近几年张先生开始在专业医生的指导下应用胰岛素治疗，可是空腹血糖仍然在 9mmol/L 左右，餐后血糖维持在 13 ～ 14mmol/L。值得庆幸的是，虽然病史很长，但张先生还未出现心、脑、肾等靶器官的损伤。他一直想采用中西医结合治疗，但苦于未找到自己信任的中医师。通过多方打探得知徐师来我院出专家门诊，遂于 8 月末的一个周末驱车百里，慕名而来。

刻诊时症见：头昏，口干但无口苦，大便先干后稀，食欲佳，无明显寒热倾向，舌胖大、舌苔黄腻，脉沉弦细滑，关脉应手。患者平素生活起居时间极其不规律，应酬较多。既往有高血压病史，血压一直控制不理想，大多在 160 ～ 180/70 ～ 90mmHg。

徐师辨为心下痞证，开方如下：

姜半夏 12g，黄连 15g，黄芩 9g，党参 15g，枳壳 15g，厚朴 15g，当归 30g，刘寄奴 30g，天花粉 24g，牡蛎 30g，地骨皮 15g，甘草 6g。

20 剂，水煎服。

徐师平日诊疗多为疑难重病，而我们随诊医生平时工作中多遇到的则是此种临床常见病，所以我们格外关注该病例，想看看到底效果怎样。9 月末徐师来出诊，并未见到该患复诊，我们有些失落。10 月末徐师再次出诊时，患者从外地赶来复诊，自诉其服药期间血压没有明显的变化，但是血糖下降结果满意，空腹血糖基本稳定在 6mmol/L，餐后血糖没有超过 10mmol/L，大便已恢复正常，自行将胰岛素减量。徐师在上方基础上略微变动用药，去厚朴、地骨皮，将党参改成红参，加丹参 20g，干姜 3g，并嘱其不能熬夜、饮酒。

11 月中旬，我们电话随访患者，其血压基本稳定在 140/80mmHg 左右，胰岛素已停用，血糖尚平稳。

## 徐师诊疗思路

在临床中，湿阻中焦、大便不调的高血糖病最难治疗，一般中西药联合应用，半年左右病情平稳方可减少胰岛素用量。

多数人认为，糖尿病应责之于先天禀赋不足、饮食不节、情志不畅、房事不节、劳欲过度等病因，以阴虚为本，燥热为标。但在临床中多数患者未表现出"三多一少"的症状，且腹型肥胖糖尿病患者逐渐增多，究其病因是脾胃的运化功能失调所致。而徐师在临床中运用辛开苦降法治疗多例糖尿病患者，疗效颇佳。

与传统观念不同，部分医家认为"脾精不散"是糖尿病发病之本，而阴虚燥热是其病理产物——"痰""瘀"久蕴化热的结果。《素问·奇病论》曰："夫五味入口，藏于胃，脾为之行其精气……肥者令人内热，甘者令人中满，故其气上溢，转为消渴。"水谷精微通过脾传于周身，脾胃运化失调则精液布散不畅，蕴积中焦，久而化痰化瘀，痰瘀蕴久则生湿热，热气蒸于胃，则出现口渴多饮、饥饿多食的症状。张锡纯的《医学衷中参西录》中提到，"消渴一证，古有上、中、下之分"，谓其证皆起于中焦而极于上、下，指出中焦脾伤是消渴病的最初部位，亦是最初原因。

半夏泻心汤源于《伤寒论》之太阳篇，本方寒热互用，苦辛并进，意在调和脾胃，降逆开痞。所以临床上凡遇脾胃失和，中焦阻滞之病证皆可运用。糖尿病脾胃虚弱之人，脾胃本已运化失常，易湿邪横生，采用此方治疗糖尿病可取其燥湿健脾、升清降浊之效。《黄帝内经》中言："散痞者，必以辛为助。"气味辛甘发散为阳，酸苦通泄为阴；辛味散之，苦味泄之。半夏泻心汤中半夏辛散温燥，主入脾胃而善祛脾胃湿痰；取干姜辛散之味，助半夏以散结消痞，又取其温热之性为辅，以温中散寒，二者散中有降，顺脾胃升降之生理特性，对痞证之气机上逆恰如其势。除用降逆之法外，半夏泻心汤重用黄芩及黄连苦降之效，黄连苦寒，清热燥湿，泻火解毒；黄芩苦寒协黄连，能解热生之湿也。利用其性寒味苦之特性降逆泄热，以应胃腑通降的生理特点。辛散药物与苦味药物相合为用，以调和气机升降。痞证本

二十四、半夏泻心治痞满，活用降糖取效佳

为脾虚，为防止苦寒燥湿降逆太过，重伤脾脏，损伤正气，故加人参、甘草、大枣补益中气，以除疾患。诸药相合，辛开苦降，清热祛湿，则气机得复，诸症可解。日久痰热瘀阻，佐以当归、枳壳、厚朴活血行气；刘寄奴活血通经、消积、止痛；天花粉清热泻火，生津止渴；牡蛎平肝潜阳，镇惊安神，软坚散结，收敛固涩；地骨皮凉血除蒸，清肺降火。

半夏泻心汤辛开苦降以调理气机，甘温调补以祛邪补正。在辨证治疗过程中要掌握寒热虚实所阐述的意义，其中虚乃脾气虚，胃阳弱；实乃气机升降失常无以运化；寒乃胃阳不足无以腐熟；热乃脾失健运，湿热蕴结。有是症则用是方，无是症则去是药，症状一旦变化，方药也应随之改变。

徐师将治疗痞满之泻心汤一方灵活运用至消渴患者中，且收效显著，正是异病同治学术观点的体现，值得后辈学习。

## 徐师按语

西医学的糖尿病与古代消渴症极为相似，临床表现以肺、脾、肾、肝脏腑亏损，水火逆乱，金水不能互生最为多见。其病位在脾，而胰岛素排出的"开关"在肝，因肝主疏泄，犹如一个自来水的开关，开可以畅通，关可以储存，一方面胰腺通过胰腺管分泌出胰岛素供给全身需要，另一方面胰腺本身需要从水谷精微中吸取精华供给自己需要，因此与肺、脾、肾关系非常密切。肺是调节对糖的分布，而肾是合成、储备糖最关键的脏腑。脾的升清降浊的功能主要来源于肾的气化。

当糖尿病患者表现为痰热中阻，脾胃受损，胃热内蕴，导致胰腺管道不能打开，故以半夏泻心汤，取得明显疗效。但治疗糖尿病，不能一方一法，当以辨证求之，方可取得好的疗效。

# 二十五、膜性肾病疑难治，麻附加味得安康

## 诊治经过

膜性肾病是肾系疾病中较为难治的一类。49岁张氏女性被这一难治性疾病困扰多年。这几年里她遍求名医，效果均不佳，而徐师善用经方治疗疑难杂病，很多肾脏难治性疾病患者在徐师这里诊疗都取得了较好的疗效。恰巧，这位患者通过一位熟识的资深教授得知了徐师，遂来就诊以寻求新的诊疗思路与方法。2020年8月末，患者由其家属陪同来到徐师诊室。经过问诊获知，患者10年前感冒后出现肉眼血尿，双下肢浮肿，前往当地医院就诊。尿常规示尿隐血（+++），肾穿刺结果示膜性肾病。遂于当地医院进行常规治疗，予抗感染、保肾等干预方案，病情有所好转。

刻诊时症见：双下肢浮肿，按之如泥，尿频，尿道刺激症状明显，腰疼，夜间甚，入睡困难，大便略稀，日一次，咽干，无口干。舌淡边有齿痕，左脉沉细弱，右脉浮弦细。

徐师斟酌辨为太阳少阴合病，处方如下：

麻黄3g，杏仁10g，制附子10g，细辛3g，蝉蜕10g，土鳖虫10g，威灵仙20g，秦艽6g，丹参20g，杜仲10g，土茯苓60g，槟榔

10g，吴茱萸 5g，陈皮 20g，木瓜 15g，紫苏叶 20g，侧柏叶 10g，防己 10g，白茅根 60g，猪苓 15g，甘草 6g。

20 剂，水煎服。

2020 年 9 月末患者复诊，双下肢浮肿消退，24 小时尿蛋白由 1587.3mg/24h（2020 年 8 月 20 日）下降至 785.4mg/24h（2020 年 9 月 13 日）。既往血尿酸、血脂高，伴夜寐不安，脉象同前。徐师处方如下：

麻黄 3g，杏仁 10g，制附子 10g，细辛 3g，蝉蜕 10g，土鳖虫 10g，威灵仙 20g，秦艽 6g，丹参 20g，杜仲 10g，土茯苓 60g，槟榔 10g，吴茱萸 5g，陈皮 20g，木瓜 15g，紫苏叶 20g，侧柏叶 10g，防风 3g，白茅根 60g，酸枣仁 40g，延胡索 10g，焦山楂 10g，荆芥 3g，甘草 6g。

20 剂，水煎服。

嘱其午间 13 时散步，以提升肾气。同时一定避免外感。患者咽喉不适，考虑是肾经的问题。肾虚湿浊是慢性肾病的主要特点，祛湿应贯穿治疗始终。

2020 年 10 月末复诊，患者因情绪波动而致夜寐不安，半夜口干，纳可，腿部浮肿消失，大便正常，舌淡边有齿痕，两尺弱，处方如下：

生地黄 15g，熟地黄 15g，山药 30g，山茱萸 15g，丹参 20g，蝉蜕 10g，土鳖虫 10g，黄柏 10g，杜仲 10g，侧柏叶 10g，川贝母 10g，乌贼骨 10g，防风 6g，六月雪 10g，菟丝子 30g，枸杞子 30g，覆盆子 10g，金樱子 10g，僵蚕 6g，荆芥 2g。

经过半年多的规律治疗，患者症状消失，彻底痊愈，2020 年 11 月 26 日复查 24 小时尿蛋白已恢复正常，2021 年 3 月 24 日复查肾功能亦正常。所获良效，令患者欣喜不已，连连向徐师表达感激之情。我们跟诊医生对此亦感欣慰，但是针对徐师诊察思维、遣方用药之确切内涵略显不解。于是，徐师将其辨证论治宗旨讲授告知。分析本例，病为邪气内陷于少阴，其脉右浮细弦，治疗先消肿，再消蛋白。首选麻黄附子细辛汤透邪出表，提壶揭盖，温肾通阳，水肿自消。又合时方鸡鸣散行气降浊，宣化寒湿。辅利水消肿之专药，疗效显著。

## 徐师诊疗思路

膜性肾病以肾小球基底膜上皮细胞下免疫复合物沉积，伴肾小球基底膜弥漫增厚为主要特征，是成人肾病综合征的常见病因之一，中医多归于"水肿""虚劳"范畴，仲景在《金匮要略》中提出阳水与阴水，病机为本虚标实，正虚邪恋。病位在肺、脾、肾三脏。剖析本患，脾肾亏虚，精微失固，久迁不愈，聚水成毒，深入血分。旧水停注经脉，当生不生，新水不得入血，经脉不利，血脉瘀滞形成水瘀互结，故出现夜间腰疼尤甚症状。脾肾亏虚，津液输布障碍，在上发为津不上承之咽干，在下发为双下肢浮肿。脾肾气虚，精失升固，随溺而出，不能入脉化血，离经遗溺，发为尿血。腰为肾之府，肾气亏损，腰府荣养不足，故发为"不荣则痛"。

《黄帝内经》有言："开鬼门，洁净府，去菀陈莝。"《素问·至真要大论》中的病机十九条指出，"诸湿肿满，皆属于脾""诸病水液，澄澈清冷，皆属于寒"。《伤寒论》提出治水饮之病"当以温药和之"。故徐师在辨治水肿病时，尤为注重温补三脏，通利三焦之总纲，结合脏腑辨证，针对疾病相关脏腑病变予以整体调理，秉承"整体观念""辨证论治"的中医诊疗思维。徐师基于六经辨证，结合脏腑论治，以温化三焦、通达气机为基本治则，辅以宣上、畅中、渗下，调和上焦肺、中焦脾、下焦肾功能。初诊，遣以麻附细加鸡鸣散治之，其中鸡鸣散出自《类编朱氏集验医方》，原为主治脚气浮肿。"鸡鸣"言服药时间。《黄帝内经》云："病在四肢血脉者，宜空腹而在旦。此药在鸡鸣的五更天服用效果最好，冷服为佳，以从阳注阴，从阴解邪。"方中诸药均以气为胜，苏叶温散风寒，桔梗宣肺利咽，畅达上焦；陈皮理气燥湿，调畅中焦；槟榔行气利水，渗化下焦；吴茱萸与木瓜相须为用，可平降冲逆。诸药合用，可开上、畅中、导下，使水气共摄，气机斡旋，升降恢复。徐师谨遵《景岳全书·水肿论治篇》所云"故凡治肿者必先治水，治水者必先治气，若气不能化，则水必不化"之纲纪，着重同调气水，以达到"气行则水消"。

针对方中为何用蝉蜕、土鳖虫，徐师解释道："以蜕入药，气禀清虚，其性轻扬，升多于降，因而外走皮肌，祛风宣肺，是其所长，又可助麻附细透邪外出。"膜系肾病病性属本虚标实之证，故治疗当以宣发肺气、宣散上焦为要义，且透邪务必强调透尽，以避免复发。《蠢子集》有言："治病透字最为先，不得透字总不沾，在表宜透发，在里宜透穿。"《素问·阴阳应象大论》有言："善治者治皮毛。"邪由表及里时，当予以解表之剂，以通毛窍、开玄府，给邪外出拨通出路，以透邪达表。故方中以防风、六月雪、荆芥奏祛风解表、宣散水气之用，辅以川贝母，滋阴润肺，缓解津液上乘不利之咽干症状。扶正为治疗本病的根本要求，肾精亏虚，避免给邪气潜藏之机，扶正可托邪外出，抵御外邪，防邪深入。但一味扶正，恐闭门留寇，攻伐太过又易耗伤正气，正如朱丹溪所言："正气要保护，攻击宜详审。"故透邪与扶正兼施，宣散与渗化并举。土鳖虫、丹参之用则据"血不利则为水"原则，在利水消肿之方中应用活血、破血之品去菀陈莝。患者有尿频等尿道刺激症状，故应用侧柏叶、黄柏、白茅根、乌贼骨、覆盆子、金樱子、猪苓等品清解下焦，利尿通淋，缓解尿频尿急之标证。

　　徐师认为，治疗肾病水肿的过程中，所用药物不论温阳或利水，肿消后，皆会对阴分有所损害。正虚期，阴阳两虚的现象表现更为明显，而且以偏于阴虚者较为多见，故遣以生地黄、熟地黄、山药、山茱萸、枸杞子补益元阴，辅以杜仲、菟丝子补益元阳，寓"阴中求阳，阳中求阴"之意。肿消后的调理阶段，温肾阳的药应少用，而应多考虑益阴的方法。合并阳虚者，可通过益气以奏气能生阳之用。水肿患者，多脾肾阳虚，脾为水湿所困，或水肿消退脾阳尚未恢复或素体脾胃虚弱，应当先调补脾胃，独用滋阴药易伤脾阳，不能化为精血，反成水湿，中焦脾胃症状更可加重，甚则水肿加重或复发。故徐师以焦三仙健固脾胃，以免滋阴碍脾，复生水湿。

　　患者临行前，徐师嘱咐患者一定要预防感冒。因为患者本虚，肺卫不固，就跟外面刮大风，里面刮小风一个道理。因肺主一身之气，肺气一旦受累，气的升降出入功能失常，则水更难消，也更加证实了徐师在治疗水肿病中六经辨证、整体论治、气水同调的诊疗思维。

## 徐师按语

慢性肾病就像一间年久失修的老房子，门窗皆破溃不堪，如屋外下大雨，内部必将小雨淋漓；屋外刮大风，内部必有冷风，中医治疗非一日之功啊！

要知道，病邪初起，自皮毛而入，此时一汗可解。若失治误治以后，病邪内陷入肾，久留不去，肾虚为本，寒湿、湿热、风邪为标，此时治疗起来就非常棘手。

仲景提出"开鬼门，洁净府，去菀陈莝"三个大法，这是祛邪法。反之，扶正法，当从少阴寒化、热化来求解。

因此，针对如此"根深蒂固"的肾病，当守方续进，稳步前进，坚持半年到一年，只要辨证准确，就会有一个从量变到质变的飞跃。

二十五、膜性肾病疑难治，麻附加味得安康

# 二十六、实在少阳虚厥阴，肝内胆管趋稳定

## 诊治经过

　　徐师在我院每个月出诊半天，看的大多为疑难杂病，疾病危重，病情复杂。7月初一位 70 岁的老年女性，被丈夫轮椅推入诊室。患者 2019 年 2 月以"右上腹不适及发现黄疸 1 月"为主诉入院，诊断为肝右叶肝内胆管癌，予肝叶部分切除术，术后未予其他治疗。2020 年 1 月再次出现右上腹不适，复查增强 CT 提示肝内多发转移灶形成，行肝动脉化疗栓塞术，又经基因检测后口服靶向药物治疗，家里一直积极地配合各种治疗，花钱无数，满怀期许，期待奇迹的发生。可是不幸的是，仅过了两个月，老人出现右下肢疼痛、无力的症状，经检查发现右髂骨转移，年迈的丈夫推着妻子几乎走遍了沈城所有的西医院。虽然医生一次次的摇头不断摧毁着老两口的信心，但是两位老人仍然坚强地面对，继续坚持应用靶向药物治疗，与此同时亲朋好友也帮着多方求医问药，了解到目前临床上肝内胆管癌较易复发转移，而化疗对这个病的有效率并不高，仅为 20% ~ 30%，且患者术后仅 1 年即出现肿瘤转移，从时间上看也不是辅助治疗的最佳时间了，所以综合考虑现在再行化疗获益不会很大，因此患者及家属考虑求治于中医。经

病友介绍，他们把希望寄托在徐师身上，期待通过中医学来减轻患者痛苦并延长生命。

刻诊时症见：右胁肋牵扯至后背疼痛，夜不能寐，右髂骨疼痛，下肢不能行，胃胀、纳差、口干，大便次数多，但成形，日3～4次。夜间甚，口腔溃疡繁复发作。舌质红，少苔，裂纹多。左脉沉弱，右脉浮弦。

徐师辨为少阳太阴合病，给予处方：

柴胡10g，黄芩9g，苦参6g，生地黄10g，桂枝10g，天花粉15g，牡蛎30g，佛手15g，枳壳10g，半枝莲50g，血竭10g，丹参20g，降香5g，秦艽6g，没药2g，酸枣仁50g，延胡索10g，大黄3g，郁金10g，三叶青15g，鼠妇10g，石斛10g，甘草10g。

14剂，水煎服。

患者连续服用14剂中药后，其家属与徐师联系反馈如下：患者自觉疼痛明显改善，胃胀除，食欲好，排便次数减少，每日2次，排气增多。自诉口舌感觉较前舒服清凉。口腔溃疡同前，仍有口干。舌红少苔，上有裂纹明显，脉沉细数。

徐师予调整处方：

郁金10g，三叶青15g，石斛15g，熟地黄60g，天冬10g，麦冬10g，五味子10g，茯苓30g，菟丝子30g，枸杞子30g，红参10g，巴戟天10g，甘草10g，淫羊藿30g，制附子10g，炮姜10g，砂仁10g，龟甲10g，黄柏10g，当归10g，血竭10g，枳壳10g，佛手10g，鼠妇10g，龙骨30g，牡蛎30g。

一个月后，患者再次来诊，虽然她仍然坐在轮椅上，但是面色较前明显红润，精神状态有所好转。其丈夫偷偷地告诉我们，老伴精神头儿足了，原来闷在家里的她现在每天还要求去楼下晒晒太阳。老人说，有了战胜疾病的决心，什么都不怕！

## 徐师诊疗思路

徐师指出肝癌发生的规律：初期表现为少阳证，中期表现为少阳太阴合病，晚期则大多表现为少阴或厥阴病。本例患者采用抓主证的方法，其主证为：胁痛牵扯至后背及髂骨疼痛；大便次数多；口干；左脉沉弱，右浮弦。对于肿瘤或者其他疑难杂病，徐师治疗并非一味攻邪，强调依据脉诊，以脉定证，判断患者的邪正盛衰情况，攻补兼施，注重患者服药后症状变化，随症加减，攻邪扶正交替进行。本例患者，徐师根据脉象——左脉沉弱，右脉浮弦来确定治则。《素问·灵兰秘典论》曰："左右者，阴阳之通路。"《四圣心源》曰："三阴右降，则为肺金。三阳左升，则为肝木。"所以血行肝木而走左升，气行肺金而走右降。故脉象考虑左血右气，太阴虚寒，少阳浮阳于上而致，治以柴胡桂枝干姜汤加减。

柴胡桂枝干姜汤一方出自《伤寒论》，为太阳病误用汗下后，形成小柴胡证的兼证，其证寒热往来，胸胁满结，渴而不呕，心烦，但头汗出，口不欲食，小便不利，有大便溏稀、口苦等症。徐师指出本方对少阳伴三焦不利、水湿内停有较好的疗效，其典型表现为脘腹胀满，口干口苦，乏力，大便稀溏，舌苔白腻，脉左关弦滑，右关弱。阳明主阖，大便秘结为实证；太阴主开，大便作泻而为虚证。胃胀或胸下结硬，也是该方的一个切入点。该患者从手术到化疗药物都耗气伤津，服用靶向药性热易于化火，往往造成热毒未清又化火，无疑雪上加霜；而脾阳已伤，出现肝胆有热、脾胃有寒的胆热脾寒证。临床不但可见腹部不适，口苦纳差的肝胆郁热、气机不畅之证，也常常见到腹胀便溏的脾胃虚寒证。肝胆气机疏泄不利，加之脾虚不运，脾胃气机升降失司，故腹胀殊甚。又因太阴脾土虚寒，腹胀多于夜间发作或加重。此时治疗，但清热则脾阳更伤，温脾阳则又恐助热生毒，加重其他症状，故二者须兼顾之。

故对于本案，徐师初诊治以柴胡桂枝干姜汤加减，以和解少阳枢机。疾病起因为少阳枢机不利，肝失疏泄，以致"木不疏土"，故加佛手、枳壳以疏肝和胃止痛。徐师认为肿瘤多存在邪毒致病，且邪毒可致化火，故治以清热解毒药物，如半枝莲、三叶青、七叶一枝花、龙葵等，其中三叶青对肿瘤细胞有直接的促凋亡作用和显著的抑制肿瘤细胞增殖作用。酸枣仁配延胡索，为徐师辨证加减治疗失眠的经验药对，酸枣仁治失眠医者皆知，而配延胡索则少见。失眠的患者，大多存在气滞血瘀，故酸枣仁配延胡索，既可补养肝血，又可行气活血，清除脏腑中瘀滞之结气客热，故能安神助眠。加入少量大黄，以取其推陈致新之功。并加用徐师专病专药血竭、丹参、降香、秦艽、没药、郁金，抑制骨转移疼痛。另予特效药物鼠妇、三叶青抗癌。鼠妇酸、咸，性凉，无毒，归肝、肾经，可用于肝癌晚期的止痛，作用持久，但甚有文献报道，乃徐师独到经验，其止痛疗效优于西药哌替啶。鼠妇能破瘀散结，解毒止痛，善通经脉，治癌痛作用迅速，止痛时间长，无依赖性、成瘾性及戒断性，可广泛用于癌症及癌痛的治疗，疗效颇佳。加石斛，益胃生津、滋阴清热，以救胃阴。甘草调和诸药，且益气健运中州。诸药相合，以和解肝脾，调达少阳枢机。

二诊时患者经前方治疗症状有所改善，但仍有口腔溃疡、口干，以及舌红少苔。舌红少苔者久病见之皆恶候，为久病伤肾，损伤少阴，肾水不足，水火不济，进而导致火不归原，虚火上炎。徐师认为："凡放、化疗后，或久病耗伤肾阴，虚阳浮于上，而见头面升火，胸中发热，面红目赤，口舌生疮，多属火不归原所致。大剂引火汤两服必退。"遂在原方基础上以引火汤加减，以壮水药为主，少量配伍益火药物，滋阴补肾、引火下行。上焦热盛之口舌生疮，实为心火偏亢，在滋阴补肾的同时加少量附子、炮姜以"引火归原"，引阳虚之阴火归肾，得以温煦肾阳；肾阳又能蒸腾、气化肾水，肾水上济于心，使心火受制，虚火敛降，阴平阳秘，则口舌疮自愈。并加红参、当归等品补益久病之气血亏虚。

从这个病例可以看出，徐师治疗疾病，并不拘泥于一个经验方，而是以脉定证，灵活变化，随证治之！

## 徐师按语

余之经验：

（1）各种肿瘤凡见疼痛者皆代表病情在进展。

（2）肿瘤晚期见舌淡胖有齿痕者生，见舌红少苔者死。

（3）肿瘤的脉象，就像地震后的河流，可见细流，也可见湍急；有回流漩涡、水花，有暗石、泥沙；有断流，也有堰塞湖，所以脉象复杂而多变。有弦细附骨，有激荡搏指，有冲脉，有涩脉。

总体来说，肿瘤因属三阴病，故脉以沉细微为主要特征。当外邪侵入，外邪引动内邪之时，常常出现阳脉如浮大、滑、数等。

在所有肿瘤中，弦脉又是最为多见的，古人云：弦者为虚，为反胃，为痛；沉弦为悬饮，弦长为积病，弦紧而细主癥瘕，弦急主痛，弦而大主亡血、失精，双弦者主寒，偏弦者主饮。

古人云：关脉如豆于癌症多。但在临床中豆脉并不局限于关，寸、尺皆有；豆脉属有形之积，是积浊与败血凝结于血分所致。此结可分为阳结和阴结两种。

正如仲景所言，脉浮数，能食而不大便者，此为实，阳结；脉沉迟不能食，大便反硬者，此为阴结。

一阳结，四肢肿。二阳结，谓之消。

三阳结，谓之膈。三阴结，谓之冰。

《伤寒论》（桂林古本）对"结"有专门的论述，如："肝脏结，两胁痛而呕，脉沉弦而结者，吴茱萸汤主之。"结者之意当于此。

# 二十七、慢性胃疾辨阴阳，寒热错杂细端详

## 诊治经过

赵女士，46岁，患有慢性萎缩性胃炎4年，长期胃胀、反酸，食欲差，进食后胃部不适，曾先后就诊于葫芦岛市中心医院、辽宁医学院附属第一医院，胃镜检查示：慢性萎缩性胃炎、胃角病变。病理检查示：慢性中度萎缩性胃炎（活动期）伴糜烂。西医诊断：慢性萎缩性胃炎。中医诊断：胃脘痛，证属寒热错杂、胃络失养。患者自述病情时轻时重，如期复查胃镜，检查结果无明显好转，因疾病迁延不愈，故备受困扰。后经人举荐，言徐师医术精湛，遂从葫芦岛赴沈寻求治疗。

刻诊时症见：憔悴面容，口干、口苦、胃脘痛，胃胀，偶有反酸，睡眠欠佳。舌质淡，苔薄腻，脉沉弱。既往有贫血、血小板减少症病史。徐师重视辨证论治的诊疗思维，更强调气机失调为患的重要性，疾病迁延不愈，涉及多脏腑，紊乱气机，郁滞中焦，则生腹胀、腹痛、痞满、胁肋胀痛等症状，治法当以平调寒热、疏利气机为主，故徐师详细斟酌，辨为厥阴病，遣方如下：

乌梅10g，细辛3g，黄连6g，黄柏10g，红参10g，干姜3g，黑

顺片 5g，龙胆草 10g，牡蛎 30g，枳壳 10g，木香 5g，蒲公英 30g，金钱草 15g，川楝子 10g，延胡索 10g，仙鹤草 30g，竹茹 10g，酸枣仁 40g，甘草 6g，血竭 5g。

14 剂，水煎服。

徐师治疗慢性萎缩性胃炎勤求古训，重视病因，谨查病机，采撷众长，辨证精准，师古不泥古，故能圆机活法，效如桴鼓。徐师常教授我们跟诊医生为医之道，为人之道，正如其所言："医之道，任非小，关性命，术为宝；医之理，深奥秒，常实践，熟生巧；夯基础，谋新知，通古今，名医昭。"能够跟诊徐师研学医理、医术、医德，是吾等学生之幸也。

7 月 28 日复诊，胃镜检查示：Hp 弱阳性，反流性食管炎 A 级，慢性浅表性胃炎。

刻诊时症见：晨起口干、口苦，仍反酸，间断有左胁肋疼痛，左小腹时有疼痛，后背酸痛，畏寒，大便不成形，纳差，入睡慢，月经量多，有血块，经期延长 10 天。徐师查其舌质淡，苔薄腻，脉细弦滑，故处方如下：

栀子 6g，淡豆豉 10g，枇杷叶 10g，郁金 10g，射干 10g，佛手 10g，荜茇 3g，延胡索 10g，蒲公英 30g，牡蛎 30g，川贝母 10g，乌贼骨 10g，甘草 3g。

14 剂，水煎服。

8 月 29 日复诊，自述近半个月胃酸消失，口干，食后易胀，大便溏稀。徐师查其舌淡，苔薄腻，脉沉细，处方如下：

姜半夏 12g，黄芩 9g，黄连 6g，干姜 3g，红参 10g，枳壳 10g，

陈皮 10g，蒲公英 20g，牡蛎 30g，甘草 6g。

14 剂，水煎服。

药后随诊，已无不适。

## 徐师诊疗思路

慢性萎缩性胃炎属中医"胃脘痛"范畴。针对本患，脉证合参后分析，该患病程延绵，厥阴肝脉失于条达，气机郁结，横犯脾胃，受纳运化失司，气郁食阻于胃而化热，脾虚湿聚而生寒，故发为寒热错杂、气滞血瘀之象。纵观不同时期、不同阶段，徐师遣方各异，初起以乌梅丸为基础方，根据患者自身情况予以针对性加减方药，续以栀子豉汤合乌贝散巩固药效，终以半夏泻心汤平调寒热，稳固药效。

乌梅丸为《伤寒论》辨厥阴病脉证并治常用辨证厥阴病，针对厥阴风火，肝胃不和，寒热错杂，正虚邪实而设。厥阴乃阴尽阳生，由阴出阳之时，若阴尽或阳生不能正常转化，阴阳之气不相顺接，则导致"厥阴之为病"。细询病史，观患者症状，舌质淡，苔薄腻，脉沉弱，胃脘痛，口干、口苦，胃胀，偶有反酸，此乃寒热错杂，阴阳之气不相顺接，故治当寒热并用，调和阴阳气血，徐师投厥阴病主方之乌梅丸治疗。

乌梅丸证常由肝阳虚引起，临床多见寒热错杂，内烦外冷。内烦可见失眠，抑郁，焦虑，烘热汗出，胸背灼热或头面部慢性炎症感染。外冷可见手脚凉、便溏等。徐师以乌梅丸加减治疗，药用附子、细辛、干姜、川椒以辛温驱寒，温里暖脾；以黄连、黄柏清热除烦；配以人参、当归以气血双补；桂枝温肝、平冲降逆。配以金铃子散，以疏肝和胃；且酸枣仁配延胡索，为徐师治疗失眠常用药对，以酸枣仁补肝血，配延胡索、血竭补中有散，静中有动。蒲公英清热解毒，且对 Hp 抑制作用较好，加牡蛎以制酸止痛；口干、口苦、胃胀，乃肝气犯胃，故加枳壳、木香以疏肝和胃，肝胃同治；加金钱草、竹茹以清热除烦；加仙鹤草、甘草，补虚及助益中焦。

二诊以栀子豉汤合乌贝散加减。晨起口干、口苦，仍反酸，间断有左胁肋疼痛，左小腹时有疼痛，后背酸痛，畏寒，大便不成形，纳差，入睡慢，月经量多，有血块，经期延长 10 天。对于栀子豉汤，徐师指出仲景栀子豉汤治心中痛，治疗热郁胸膈引起的诸证，可以从出现以下几大系统症状来理解：

（1）热证——恶心、口干、干燥、头汗出。

（2）神志症状——心烦、懊恼、不得眠。

（3）气机窒塞症状——胸中窒塞、心中结痛。

（4）消化系统症状——腹满、心下濡。

（5）呼吸系统症状——喘。

（6）典型脉象——脉当沉而数躁。

患者症见口干、口苦，仍反酸，且肝居右而布于左，肝郁化火，故左胁肋疼痛，左小腹时有疼痛，故用此方。

黄连是泻心火的，那么泻心火为什么不选黄连而选用栀子呢？徐师指出栀子有三个特点：一为轻飘气浮，苦寒药中，唯栀子气浮能畅达气机，使郁火得以透发，即火郁发之；二为能通利三焦，引上焦之热从小便而出；三为入肝胆经，清泻肝胆之火，母衰则子衰。而黄连苦寒降泻而无气浮，对郁火而言难以透达，故用栀子不用黄连。

乌贝散，乃民间验方，具有收敛制酸、止血止痛之功，徐师常用以治疗胃酸过多，胃、十二指肠溃疡。脾胃居中焦，为人体气机枢纽，脾升胃降，故加枇杷叶、射干以顺胃气和降，加佛手、郁金以柔肝、疏肝，理顺气机，荜茇温脾散寒。

三诊，唯见食后腹胀，大便稀。徐师用半夏泻心汤治疗。《伤寒论》原文有"但满而不痛者，此为痞，柴胡不中与之，宜半夏泻心汤"。《金匮要略》云："呕而肠鸣，心下痞者，半夏泻心汤主之。"结合三诊症状，抓主证，故徐师以半夏泻心汤加减可谓切中病机。且《伤寒论》第158条仲师明言："此非结热，但以胃中虚，客气上逆，故使硬也。"故以半夏、干姜辛散，以黄芩、黄连苦降燥湿以泻心消痞。徐师指出，临床治疗慢性脾胃病，症见胃脘痞满胀痛，用理气药不效者，当用姜连辛开苦降法。此外，半夏泻心汤的应用，临床不必局限于"痞"，胃脘的胀、满、闷、痛、嘈杂等症，都可用半夏泻心汤。方中加枳壳、陈皮、木香以疏肝理脾和胃，加蒲公英以清热解毒，诸药相合，以复脾胃升降、运化之职。

## 徐师按语

一个患者，三易其方，因其脉之变，正如仲景所言："观其脉证，知犯何逆，随证治之。"乌梅丸治胃病，凡见左关弱者皆可使用，而栀子豉汤一般脉细弦滑，半夏泻心汤以濡滑脉多见。

余之经验，半夏泻心汤病证重在一个"胀"字，病机重在"痞"，治则重于"降"，取效贵之"守"。药用半夏、黄芩、黄连、党参、干姜、代赭石、白芍、枳实、莪术、炙甘草。此方功效，辛开苦降，平调寒热，和胃消痞，补中除满。

该方加减，寒凝加附子、川椒；气滞加木香、陈皮；肝胃气痛甚加柴胡、延胡索、白芷；失眠加酸枣仁、丹参；偏热则去干姜加槟榔、蒲公英；阴虚去干姜，加麦冬、石斛；瘀重则加丹参；吐酸者加煅瓦楞子、海螵蛸；有黏膜隆起、肠化者加三棱消癌散结；或加黄药子、半枝莲防癌变。

# 二十八、肿瘤晚期病情危，培补肾元是关键

## 诊治经过

赵某，62岁。自述1年前因食欲不佳伴左腰部疼痛2个月，于当地医院门诊检查，详查后诊断为胰腺癌，后应用吉西他滨化疗，治疗后复查增强CT提示肿块缩小。出院后，患者自述状况良好，化疗期间可进行适当运动。今年5月2日突然感觉胃痛、恶心，于当地复查CT及超声，检查结果提示肿瘤肝脏转移。赵伯无法承受化疗痛苦，因此肿瘤科建议采取对症处置、姑息治疗，嘱家属做好心理准备。针对肝功能异常，已予保肝治疗，7月开始出现黄疸，MRCP提示胰头占位压迫胆道、十二指肠，行胆道、十二指肠支架。前几日复查肝功能指标升高。无可奈何的家属，抱着最后一丝希望，带着日渐消瘦的父亲来到诊室，求治于徐师。

刻诊时症见：神疲乏力，倦怠懒言，纳差，伴见恶心、呕吐，腰部两侧疼痛，胁肋胀满不舒，二便可。舌体胖大，苔黄腻，脉沉细。徐师辨为少阴虚寒证，处方如下：

生地黄15g，熟地黄15g，山茱萸15g，山药30g，胎盘10g，鹿角片10g，砂仁10g，龟甲10g，黄柏10g，制附子10g，党参10g，甘

草 6g，大黄 5g，细辛 3g，枳壳 10g，厚朴 10g，谷芽 15g，麦芽 15g，茵陈 20g，龙胆草 10g，垂盆草 15g，五味子 10g，丹参 20g，车前子 10g，半枝莲 30g，苦参 3g，黄芩 6g。

14 剂，水煎服。

二诊：药尽两周，患者食欲佳，睡眠好，时有腰部疼痛，舌苔黄腻，脉沉弱。予以二仙汤加味：

仙茅 10g，淫羊藿 30g，当归 10g，巴戟天 15g，知母 10g，黄柏 10g，山药 10g，菟丝子 30g，枸杞子 30g，半枝莲 30g，半边莲 20g，三叶青 10g，乌梢蛇 10g，土鳖虫 10g，水蛭 10g，苦参 6g，黄芩 10g，生地黄 15g。

## 徐师诊疗思路

徐师认为本患系由肿瘤占位伴肝功能异常所发，本为实证。六腑以通为用，以降为顺，本患脉沉细，提示疾病已转入三阴，阳气无力抗邪入内。肾乃一身元阴元阳之根本，肾阳不足，火不暖土，胃中无火，故见恶心、呕吐。腰为肾之府，肾气亏虚，失于温煦，故见腰部两侧疼痛。脾胃为中焦气机之枢纽，肝失疏泄，气机升降失调，故见胁肋胀满不舒。舌体胖大，苔黄腻，提示湿热瘀滞在内。因此治疗上，既要清利湿热，通达三焦气机，又要补益阳气，攻邪外出。

针对肿瘤的辨证方法，徐师提出"三辨"：

第一，先辨阴阳，再辨六经。

第二，辨气血阴阳之亏，温补肾阳为先。

第三，辨病与辨证相结合，明肿瘤之性。

尤其在人体与疾病正邪相争阶段，扶正祛邪如何运用，当辨气血阴阳之亏，多以温补肾阳为先。五脏之伤，穷必及肾，故结合本患，故遣右归丸以补肾助阳，潜阳封髓丹以归纳肾气，大黄附子细辛汤通腑泻浊，调顺气机。

潜阳封髓丹是温潜法的代表方剂，是潜阳丹与封髓丹之合方，前者由砂仁、附子、龟甲、甘草组成，后者由黄柏、砂仁、甘草组成，功能为"降心火，益肾水"，收敛由于阴寒盛而向上浮越的命门之火。彭子益在《圆运动的古中医学》中有言："轴则旋转于内，轮则升降于外，此中医的生理也。中医的病理，只是轴不旋转，轮不升降而已。中医的医理，只是运动轴的旋转，去运动轮的升降，与运动轮的升降，来运动轴的旋转而已。"这里明确指出了斡旋气机、周流气血在疾病诊疗过程中的重要性。潜阳封髓丹功在运轮转轴，运轴扶轮，寒温并用，辛开苦降，交通水火，促一气周流。方中附子补坎中真阳，真阳得补，君火亦旺，则上僭之阴气可消。砂仁宣散中宫阴邪，纳气归肾；龟甲质重，"通阴助阳"；黄柏"味苦入心，禀天冬寒水之气而入肾，色黄而入脾"，"独此一味，三才之义已具"，与龟甲共奏坚阴潜阳之功；甘草调和诸药，与黄柏苦甘化阴，与砂仁辛甘化阳，调和水火；全方扶阳以消上僭之阴气，归引以返离位之真阳。

本患病情日久，耗伤气血阴阳，细问病史、诊治过程及刻下症，结合舌脉，可知其气血不足，阳气亏虚，温煦失职，无以温煦皮肤、分肉、腠理等。阳气虚衰，不能养神，故见神疲乏力，倦怠懒言。张景岳有言："阳之理，原自互根……无阳则阴无以生，无阴则阳无以化。""夫善补阳者，必于阴中求阳，则阳得阴助而生化无穷。"故徐师投以右归丸补肾助阳。方中熟地黄补血养阴，山药滋阴益肾、养肝补脾，山茱萸补肝养血，生地黄滋阴养血，三者并驱以补益三阴。鹿角霜补虚、温督、壮元阳、补血气、生精髓，通中寓涩，治肾阳不足，腰脊酸痛，彰"益火之源，以消阴翳"之义。

本患肾阳不足，命门火衰，以致火不生土，三阴固寒，用以大黄附子细辛汤，以温中散寒，通便止痛。方中取细辛之辛散大热，入少阴之经散寒止痛，取辛温宣通之功，增附子以散寒之效，且制大黄之寒，而存其走泄之性；大黄之苦，合附子、细辛之辛，苦与辛合，故能通能降，托毒外出；细辛暖水脏而散寒湿之邪；肝胆无出路，故用大黄，借胃腑以为出路也。尤在泾有言："非温不能散其寒，非下不能去其结。"故仲景拟温下并用法。大黄得附子、细辛之温则寒性去，而走泄之性存，故三药合用，使在经之寒邪得散，在腑之寒积得下，乃为仲圣开温下法之先河也。六腑以通为用，加枳壳、厚朴以助行气破滞，合大黄乃为小承气汤，亦合六腑以通为用之意；加谷芽、麦芽乃顾护脾胃。此方温下，开后人无限法门，变承气法不用枳朴而用细辛，乃变降破之力为宣通之力。

徐师尤为重视肿瘤疾病的辨病治疗，他指出，每一种肿瘤因发生、发展过程的不同阶段，可能会表现出变化的、复杂的证，但是不同癌瘤之"病"是稳定的。临床治疗各种癌症时，要抓住特定的"病"，将辨病和辨证有机结合起来，针对性进行"中药靶向治癌"，才能收到满意效果。徐师认为，肿瘤常因正气本虚，复感疫疠邪毒，邪气羁留，脏腑功能失调而发病；或饮食不节，损伤脾胃，聚湿生痰，郁久化热，湿热火毒蕴结成积；或内伤七情，忧思郁怒，肝失疏泄，气滞血瘀而发病。本患舌苔提示湿热瘀滞在内，正气不足，湿热内盛，以致邪气蕴结，气滞血瘀，阻滞经络，产生痰、瘀、毒等病理产物，积而成形，发为肿瘤。如《灵枢·百病始生》云："温气不行，凝血蕴里而不散……而积皆成矣。"湿热邪毒内侵，损伤中阳，痰湿内聚，则成瘀毒，阻碍气机，加重瘀毒。徐师遣方用药之际，强调扶正祛邪原则，治疗上重视清热解毒之法，故遣以茵陈、龙胆草、车前子、苦参、黄芩清利湿热，以通达三焦水道。丹参、五味子、垂盆草均入肝经，乃徐师经验之保肝降酶特效药。肿瘤多与热毒有关，故在辨证基础上，结合辨病治疗药物，加半枝莲、垂盆草以清热解毒。

肝癌的发病率呈上升趋势，西医的治疗费用高，总体效果仍不够理想，此时可以充分发挥中医药的优势。徐师肝癌基本处方中体现了扶正祛邪、疏肝和胃、解毒抑瘤的诊疗思维。在治疗肝癌的过程中，徐师注重顾护脾胃正气，常嘱患者配合食疗调养，调摄精神情志、规律起居等，使机体气血阴阳平和。经过以上综合的治疗，患者的整体精神状况得到改善，症状减轻，生活质量得到一定程度的提升。

## 徐师按语

《诸病源候论》云："积聚者，由阴阳不和，脏腑虚弱，受于风邪，搏于腑脏之气所为也。"朱丹溪云："壮人无积，虚人则有之。"肿瘤属本虚标实之证，而扶正祛邪是肿瘤治疗的一个重要治则。可是怎么扶证？扶什么呢？肿瘤晚期，阴阳气血俱衰，内传于肾，耗伤肾之阴阳，恢复阴阳的功能当以温补肾阳为先，因肾中真阳是身体一切活动的动力。五脏六腑的气化功能正常运转，都有赖于命门真阳的温煦。肾阳振，肾气足，则精气神充沛，百病不生。故选用二仙汤，平补阴阳，培元固本，以期五脏气化之要。另外，肝肾同属下焦，肝肾常常同病，古有肝肾同源之说，故补肾就是补肝，待春天发陈之时，鲜花开放。

二十八、肿瘤晚期病情危，培补肾元是关键